JN292336

神経心理学コレクション

シリーズ編集
山鳥 重
彦坂 興秀
河村 満
田邉 敬貴

認知症の「みかた」

三村 將
昭和大学准教授

山鳥 重
前神戸学院大学教授

河村 満
昭和大学教授

医学書院

●表紙絵　説明

フランスのサルペトリエールのシャルコー神経科における「火曜講義」の様子。右側で講義を行うシャルコーの傍らで，ヒステリー発作を起こした女性を支えているのはバビンスキー。中央，窓の前にいるのはピエール・マリーである。シャルコー神経科では後に精神科医となるフロイトも学んだ。（装丁　木村政司）

認知症の「みかた」〈神経心理学コレクション〉

発　行　2009年11月1日　第1版第1刷Ⓒ
　　　　2011年1月6日　第1版第2刷
著　者　三村　將・山鳥　重・河村　満
発行者　株式会社　医学書院
　　　　代表取締役　金原　優
　　　　〒113-8719　東京都文京区本郷 1-28-23
　　　　電話 03-3817-5600（社内案内）
印刷・製本　三美印刷

本書の複製権・翻訳権・上映権・譲渡権・公衆送信権（送信可能化権を含む）は㈱医学書院が保有します．

ISBN978-4-260-00915-7

JCOPY 〈㈳出版者著作権管理機構　委託出版物〉
本書の無断複写は著作権法上での例外を除き禁じられています．複写される場合は，そのつど事前に，㈳出版者著作権管理機構（電話 03-3513-6969，FAX 03-3513-6979，info@jcopy.or.jp）の許諾を得てください．

序にかえて

　本書は山鳥　重先生，河村　満先生と私の3人で行った鼎談をもとに再構成したものである．本書の冒頭でもその経緯について触れているくだりがあるが，もともとこの話は「神経心理学コレクション」の企画にも携わっておられた故・田邉敬貴先生から，先生と私の対談形式で行う形でいただいた．この企画の草案を最初に田邉先生から伺ったのはたしか先生が会長を務められた2003年の第27回日本神経心理学会総会のときであったと記憶している．この総会では，ちょうど先生の親しい友人であるブルース・ミラー教授が"Behavioral Neurology in Dementia"と題する特別講演をされたところでもあったが，同様の内容について，田邉先生と私とで自由に話し合うという主旨であった．当然，私が聞き役であって，当時，「ピック病」を中心に次々とお仕事を発表されていた田邉先生から，認知症のbehaviorについての真髄を引き出そうと考えていた．

　この第27回日本神経心理学会総会について，私が『臨床精神医学』（第33巻14号）に書いた学会印象記を田邉先生はことのほか喜んでくださり，対談も楽しみにしてくださっていた．今，あらためてこの印象記を読み返してみても，道後温泉の懇親会でしきりと扇子を使う風呂あがりの先生の姿が鮮明に思い出される．秋晴れに映える松山城から見た雲とともに．その田邉先生は急逝されてしまった．私は田邉先生の弟子ではなかったし，事情はまったく違うのであるが，どうしても懇親会で大橋博司先生の思い出を語っては涙していた先生の姿が思い出されるのである．もはや実現不可能になってしまったが，この対談企画は何か遺された宿題のような感じになっていた．その気持ちはおそらく田邉先生の盟友であった医学書院の樋口　覚氏も同様だったのではないかと推測している．ある日，樋口氏から，この対談を山鳥先生，河村先生との鼎談という形で復活しては

というご提案をいただいた。私にとってはもとより望外のことである。

　私は1992年に本書の中でもたびたび出てくるボストンのマーティン・アルバート教授のもとに留学したが，その際，山鳥先生に推薦状を書いていただいている。当時，私はまだ山鳥先生とほとんどおつきあいがなかったが，山鳥先生ご自身，私の推薦状の中で「この先生のことはまだよく知らない，でもこれから知るようになるだろう」といった趣旨のことをお書きになった。先生は正直な方である。このような知っていることは知っている，知らないことは知らないとする態度は，おそらく先生の臨床神経心理学的診察の姿勢にも通じるだろうと勝手に想像している。このような先生に，『神経心理学入門』（医学書院）の中ではあえて取り上げなかった「痴呆」（認知症）について，ぜひ本音をうかがってみたいと常々考えていた。この鼎談を通じて，日本の神経心理学をリードする山鳥先生，河村先生というお二人の古今東西にわたる該博な知識に触れるとともに，患者さんを見守る暖かいまなざしを垣間見ることができたのは，私にとって大変幸せなことであった。

　本書が日の目を見たのは，医学書院の方々の不断の力添えのおかげである。心から御礼申し上げる。本来，この本はもっと早く完成させ，田邉先生にもご報告したいと思っていた。しかし，筆者の怠慢により，ずいぶんと時間が経ってしまった。謹んで田邉先生の墓前に供したい。

　　　秋晴れの　城山を見て　まづ嬉し　　　今井つる女（高浜虚子の姪）

2009年9月

三村　將

目次

序にかえて……………………………………………………………… Ⅲ

第1章　疾患概念をみる ……………………………………………… 1

個別性をみる―神経心理学と診断基準……………………………… 3
『神経心理学入門』刊行当時と認知症 ……………………………… 6
CBD（大脳皮質基底核変性症）……………………………………… 9
システム障害としての認知症………………………………………… 13
認知症をどう定義するか……………………………………………… 19
executive function（実行機能）……………………………………… 21
局在論と認知症―どこが「大事」か？……………………………… 28

第2章　中核症状をみる ……………………………………………… 35

記憶障害を考える……………………………………………………… 36
軽度認知障害（MCI）………………………………………………… 41
意味記憶の障害（意味性認知症）…………………………………… 47
記憶障害の病変部位…………………………………………………… 55
言語障害を考える……………………………………………………… 61
発達性サヴァン………………………………………………………… 64
失行と失認……………………………………………………………… 68

第3章　周辺症状をみる ……………………………………………… 77

物盗られ妄想…………………………………………………………… 78

カプグラ症候群……………………………………………………… 85
幻の同居人…………………………………………………………… 97
作話…………………………………………………………………… 99
病識―病態失認……………………………………………………… 106
うつ…………………………………………………………………… 111

第4章　患者へのかかわりをみる……………………………… 117
認知症の告知………………………………………………………… 118
認知症のケア………………………………………………………… 123
鼎談のおわりに―田邉先生のこと………………………………… 127

索引…………………………………………………………………… 131

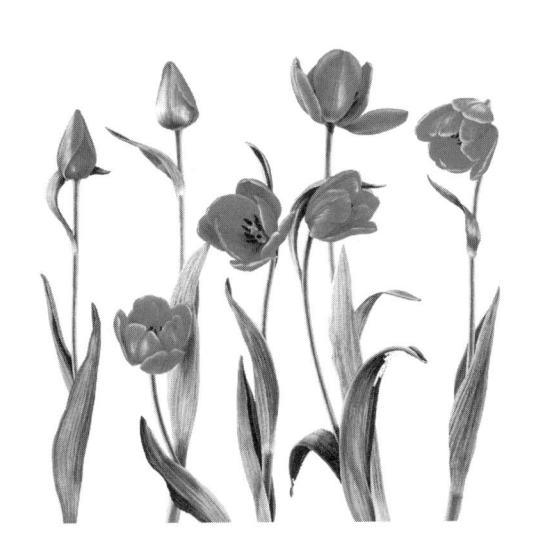

第 1 章
疾患概念をみる

三村 山鳥先生，河村先生，よろしくお願いします。今回，こういう形で鼎談をするという企画は，もともとは亡くなられた田邉敬貴先生からいただいたお話です。田邉先生が何よりも大切に考えておられた「behaviorから認知症の本来の姿は見えてくる」，これは今日の日本で神経心理学の臨床をやっている人にはある程度浸透している考えだと思いますけれども，そこのところを対談の形でお話ししたいというご提案でした。残念ながら田邉先生は亡くなられてしまいましたが，その後，本日の機会をいただくことになりました。

　私が大学を卒業したのは1984年で，ちょうど山鳥先生が『神経心理学入門』[1]を書かれた当時なのですね。『神経心理学入門』は，神経心理学に携わる人ならもはや知らない人はない，今や古典になるのかもしれませんけれども，いわばバイブルだと思います。私が卒業して，当時はまだ助手でおられた慶應大学の鹿島晴雄先生のところで神経心理学を勉強していたときに，『神経心理学入門』を皆で読んでみようということで，研究会で輪読をしていました。各章，分担して読み回して，びっしりと線を引きながら精読した覚えがあります。

　その『神経心理学入門』の序文の中で，山鳥先生は「知能の崩壊状態たる痴呆については，是非とも取り上げるつもりであったが，力量不足で手に負えず，残念ながら省略せざるを得なかった。他日を期したいと思っている」と書いておられますね。実際『神経心理学入門』という本が上梓されてからもう20年以上を経て，今日の神経心理学の状況というのは，どんな医師でも，言語聴覚士でも，作業療法士でも，臨床心理士でも，認知症を除いて日々の臨床を考えることはできません。認知症患者のbehavior，あるいはcognitionから認知症について考えたり，あるいはさらに人間の脳と環境といったような問題についてディスカッションしたいというのがこの鼎談において私が考えていることです。

　すでに「神経心理学コレクション」シリーズでは，認知症に関するものは幾つも出ています。山鳥先生，河村先生ご自身は認知症についての本というのは特に書いておられないですけれども，『神経心理学の挑戦』[2]，こ

れはある意味で『神経心理学入門』の続編的な部分もあり，いろいろな認知や行動の問題を系統的だけれども，神経心理学入門に比べれば自由な形でお話をされている本だと思うのです。ここではさらにその続編として，認知症をテーマとして，「他日を期して」その神経心理学を考えていくのはどうかと考えています。

個別性をみる―神経心理学と診断基準

神経心理学の2つの側面

三村 初めに山鳥先生にお聞きしたいのですけれども，先生ご自身は『神経心理学入門』が書かれた時代から四半世紀を経て，神経心理学を取り巻く状況，今日の"神経科学"や"脳科学"の発展の中での関係性と言ったほうがいいのかもしれませんが，そういう状況の中での人間や脳の問題については，どうお考えでいらっしゃいますか。

山鳥 難しい質問ですね。すごく大きい問題が出ました。神経心理学というのは，"臨床神経心理学"という実際の臨床家が患者と対峙するときの心理学と，それから狭い領域がたくさんできたという格好で分野が広くなっている，いわば"神経心理科学"みたいな，とにかく論文にして，細かいところをいろいろ調べ上げるという心理学と，2つあると思うのです。

　臨床神経心理学のような臨床の現場で患者を診る目というのは基本的には変わりようがないと思うのですが，記載される症状がどんどん増えていますからね。増えた分だけ，目の前で診ている症状を記載のあるどの症状に合わせるかという難しさが出てきていると思います。神経心理学で骨太の部分というのは，極端なことを言うと19世紀からあまり変わらないのではないかとも思います。そんなに個人のbehaviorが時代とともにどんどん分化するわけがないので，原則的には同じだと思うのです。大事な症状はブローカ（Paul Broca）やジャクソン（John Hughlings Jackson）が

診ている。

　ただ，時代とともに診かたが非常に細かくなってきている分だけ問題が難しくなっているとは思います。症状を非常に細かく記載するようになった。用語も増えている。現象を区別する力が増えてきた分だけ，逆に骨太の部分が揺るがされているというか。

三村　いろいろな症候を記載する以前に，あるものを観察するという姿勢は，一貫して昔から変わらないのに対して，観察している現象をどう記載するか，どういうラベルを貼るかということについては随分知識が増えて進んだということは確かだと思います。その一方で，観察しなくてはならないところがおろそかになったり，結構本質的で大事なところを見逃したりするのかもしれないということは，最近の1つの問題点だという気がします。すぐ画像や何らかの診断基準に頼ったりとか，そういうことがあるのかもしれないと思います。

　山鳥先生が今おっしゃられた臨床神経心理学という領域は，基本的には「脳に損傷を持つ患者さんを対象として人間の脳と行動の関係を考える」という理解でよろしいですか。

山鳥　そうですね。その周辺に学問的な広がりがどんどん出てきていますが，骨格は患者の症状，それにどう対処するかという臨床的，治療的な使命はいつまでも変わらないし，変わりようがない。ただ，みるところがだんだん細かくなって，それこそ真ん中がみえなくなる人が増えることを一番恐れますね。

診断基準が神経心理学に与える影響

河村　まったく同感ですが，違った意味でちょっと危険なことだと思っていることが1つあります。それは今，三村先生のお話に出た診断基準です。スペシャリストでなくても，診断基準を使えば，例えば今日の話題である認知症の診断であれば，DSM-IV[3]に当てはめれば，臨床神経心理学の専門家ではなくてもそれほど難しくない。それは山鳥先生がおっしゃった骨太の部分，つまり臨床神経心理学の本来の目的である症候の観察と脳

との関連を考えることに，相当影響を与えているのではないでしょうか。

三村 実際この20年くらいの間で診断基準はすごく整理されてきたと思います。その一番の象徴が，今話にあった，精神科疾患に関する米国の精神医学会の診断基準 DSM-Ⅳです。これは「サルでもわかる」とか，口の悪い人は「アメリカ人でもわかる」という誰でも診断をつけられるようなラベリングです。確かに表現そのものはわかりやすいといえばわかりやすいし，系統的であるといえばそうかもしれません。しかし，その一方で，例えばアルツハイマー病の人が10人いたなら，皆同じアルツハイマー病というラベルで振り分けようとするということが問題になります。保険病名としてつけるとか，あるいは論文を書くときに対象をある基準で選択したという意味では，どうしてもまず診断をつけなければいけない。しかしながら，むしろ臨床神経心理学というのはその同じラベルに入っている中の違いはどうなのかというところで，個別の症状の特質を見ていこうとするものですから，そういうことの弊害というのはあるのではないかと思います。

山鳥 実際に患者を診る立場から言うと，心理的な症状というのは個人の生活史によって違って出てくる部分もあるわけですよね。それをまったくほかの生物学的，身体的なものと同じように，この病気ではこうなるからと言って，個人の差，その人の生活史が影響している症状の差というのをみなくなる。テストやマニュアルでやると，今おっしゃったようにそういうところをみなくなる危険というのはあります。1人ひとり症状が違うという難しい問題ですけれども，それをみるということは，やはり臨床家が忘れてはいけないことだと思いますね。

三村 例えばアルツハイマー病と前頭側頭型認知症 frontotemporal dementia（FTD）のように，基本的な臨床像は大きく違うので，それを診て大筋でそれぞれの正しい診断に至るということは大事だと思います。さらにそこから進んで，個別の違いを考えていくというのが，多分そこは医学の中でも神経学，精神医学において特に重要だと思いますが，神経心理学においても個別性は最も注意すべき領域の1つだと思います。

山鳥　そう思いますね。

『神経心理学入門』刊行当時と認知症

執筆時のバックグラウンド

三村　山鳥先生が『神経心理学入門』を書かれた当時というのは，実際に臨床の患者を診ておられるなかで，認知症患者は一般に今ほど多くはなかったのでしょうか。姫路循環器病センターという脳卒中専門の施設におられたからということもあるかもしれませんけれども。

山鳥　今先生がおっしゃったように，どういう臨床の場でこの本を書いたかということは結構大きな問題です。当時私が臨床の場としていたのは姫路循環器病センターの神経内科ですから，ほとんど脳卒中を診ていました。ですから『神経心理学入門』は認知症を診るチャンスがあまりない状態で書いた本ですね。ボストンにいたときも，あまり診た覚えがないですね。そういうことが例えばグランドラウンドで話題になったこともあまり経験ないですね。ボストンでは脳卒中と外傷性脳損傷。それからあとパーキンソン病。ハンチントン病も割合ありましたので，認知症という問題はあったのですけれども，あまり勉強をした覚えはないですね。そういう意味で，私のバックグラウンドでは，認知症というのは若いときには抜けています。

河村　私も似た状況でした。1993年に医学書院から平山惠造先生と『MRI脳部位診断』[4]という本を出版して，その翌年1994年の2月に千葉大学から昭和大学に移りました。千葉大学に在任したのがちょうど15年です。その間に経験した主に神経心理学的な症例をMRI画像とともに提示したのが『MRI脳部位診断』なのですけれども，私が診ていたのも実はほとんど脳血管障害なのです。考えてみると，あの時点で認知症というのはほとんど経験していないですね。

　昭和大学に移ってから，1つは地域性ということがあるのだと思うので

すけれども，脳卒中だけを診るという環境ではなくなりました．もちろん脳梗塞はたくさん診ますよ．今，私たち神経内科部門の半分は脳梗塞，大概，多発性脳梗塞ですね．神経心理学の基礎というのは disease study ですから，単一病変の単一症候というのは一番理解しやすいわけです．そういうものの中で希少例を経験して，脳部位の機能と症候の意味する脳の機能との対比みたいなことをやってきて，ある意味では私なりの1つの整理がついたというのが『MRI 脳部位診断』の出版だったのです．それが多発性脳梗塞の症例では，脳部位と機能・症候との対比がなかなかでにくいのですよね．研究方法を変えなければいけないという気持ちがありました．

　もともと神経変性疾患，脳血管障害以外のパーキンソン病とか，その他のパーキンソニズムを呈する錐体外路系の疾患だとか，筋萎縮性側索硬化症 amyotrophic lateral sclerosis（ALS）など，神経変性疾患を診ることは極めて多かったのですが，昭和大に移ってさらに，アルツハイマー病をはじめとする変性性の認知症性疾患の患者さんがたくさん外来に来るのです．入院もする．そういう人たちを診ながら，今まで脳血管障害で自分自身が育んできた検討方法を応用して，研究を進めてきたところなのです．

三村　田邉先生ももともとは失語，失行，失認から血管障害の巣症状を考えることをやっておられました．

山鳥　そうです．彼も国立循環器病センターで患者を診ていましたからね．

印象的な患者

三村　それで田邉先生はローザンヌに行かれて，そこで全然違う病像というものを診て，その後は FTD を中心として変性性認知症疾患について精力的にお仕事をされた．ですから，いろいろなバックグラウンドというか，どこの場所でどういうふうに患者を診ているかということは，すごく大きいと思います．

　私自身のことを思い出してみると，私は大学卒業後，横浜市立市民病院

で神経内科医の本多虔夫(まさお)先生の下，精神科と神経内科が一緒になっている神経科というちょっと特殊なセクションにいました．ですから，脳卒中や変性疾患の患者さんも来れば，心因反応の患者さんも来るという状況の中にいたのですが，今日みたいに認知症に対してのいろいろな情報というのはあまりなかったように思います．

　その中で印象的な患者さんが何人かいました．1人は大脳皮質基底核変性症 corticobasal degeneration（CBD）の方で，はじめ非常に左右差の顕著な脳の萎縮があって，むしろ血管障害みたいにも見えたりしました．今考えてみると，失行が前景に立って，だんだん進行していく．失語症状も出てきているということで，典型的な CBD だったのですけれども，その当時は何だかよくわからない．症例検討会でも誰も何だかよくわからなかったのですが，ちょうどそのころ New England Journal of Medicine の Weekly Clinicopathological Conference[5] に CBD を再発見した臨床病理報告が掲載されているのを渡辺良先生の勉強会で教えていただいて，あのケースはもしかしたら CBD なのではないかということに気がついたということがありました．

　もう1人，よく覚えている特徴的な患者さんというのは，今日では前頭側頭葉変性症 frontotemporal lobar degeneration（FTLD）の中に分類されていますけれども，運動ニューロン病を伴う認知症の方です．認知症の臨床像についてはピック病ともアルツハイマー病ともちょっと言いがたいという印象でした（図 1-1）[6]．たまたまその方が入院してきたころに，小阪憲司先生や加藤雄司先生たちから，三山吉夫先生がみつけた三山型[7]という病像があるのだということを教えていただいたという経緯で，考えてみると臨床的におそらくこのころから診断の分類が随分整理されてきたのではないかと思います．

河村　それは先生，何年くらいですか．

三村　1987，88年くらいだと思います．そのころは運動ニューロン病を伴う初老期認知症というのは一体どの認知症に分類したらいいのか，あるいは独立疾患なのかわかりませんでした．今日では特殊な免疫染色などに

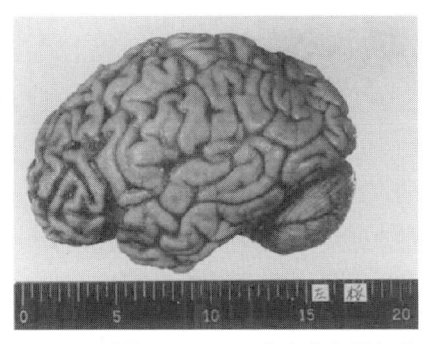

図 1-1 運動ニューロン病を伴う認知症患者の病理所見[6]
(↑) 症例の左大脳半球。前頭葉の萎縮が目立つ (→) クリューヴァー-バレラ染色により中程度の髄鞘の淡明化が示されている。

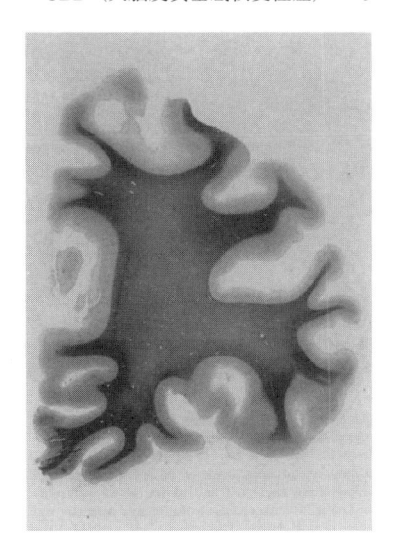

よって，大分その辺の分類がはっきりしてきていると思うのですが，80年代後半から90年代にかけてぐらいが非アルツハイマー型の変性性認知症の分類が整理されてきたはじまりだったのではないかと思います[8)9)]。

CBD（大脳皮質基底核変性症）

CBDの肢節運動失行

河村 今お話のあったCBDですけれども，私も千葉大時代に，変性性の疾患で臨床神経心理学の立場から唯一非常に熱心に診た患者がCBDですね。三村先生，失行とはどんなタイプだったのですか。

三村 そのときは失行としてあまりきちんと評価していませんでした。でも，症状の中核は行為の拙劣さです。ですから，肢節運動失行が前景だったといえると思います。

河村 私もまったく同じ問題点で，その患者を診ていたのです。私は肢節

運動失行の論文を，1986年に『臨床神経学』[10]で出しているのです．脳梗塞の症例ですけれども，かなり批判が多かったのですね．山鳥先生もちょうどそのころに European Neurology で，肢節運動失行という名前は使っていなかったですか．

山鳥 Palpatory apraxia[11]．

河村 やはり失行ですね．その後，用語をお変えになっているのですけれども．失行と呼ぶことについて賛成してくださる意見と，そうでない意見とがあって，しかし一方でリープマン（Hugo Karl Liepmann）の失行三型の中に肢節運動失行というのは厳然として存在しているわけです．ですから，その用語を使ったのですけれども．論文発表は2例だったのですが，ほぼ同時期に10例ほど経験しているのです．そのうちのお1人が，どこからみても最初は間違いない肢節運動失行でした．まだ覚えていますけれども，いつも高齢のご主人と一緒に来た農家の奥様でした．たくさんの写真や16 mmも撮らせていただきました．右手が使えないのですが，他の脳梗塞による肢節運動失行の方と違って，症状がどんどん進行してしまったのです．手が使いにくいだけではなくて，上肢全体に進展して，やがてパーキンソニズムがみられるようになり，それから記憶障害がはじまって，いわゆる認知症になってしまった．その過程を私は実は平山先生と一緒に診ているのです．

　というのは，平山先生はご退官になる前の3年間くらい，臨床神経心理学にすごく興味を持って，1週間に一遍，水曜日の午後だと思いましたけれども，私と2人で半日間，神経心理学的症状を呈した患者さんだけを，一緒に診ていたのです．非常にご熱心でした．そのときも2人でものすごく考えたんです．症候は他の肢節運動失行の患者と全然矛盾がない．でも，何だかわからない．平山先生もわからなかった．パーキンソニズムは明らかだけれども，これは記載されていない病気ではないかということをおっしゃっていました．PETを撮りまして，反対半球の前頭葉の代謝の低下が明らかになった．剖検は残念ながらできませんでしたけれども，今考えてみたら，あれは明らかにCBDです．

これは診断基準の話になってしまうので、あまり重点を置きたくありませんけれども、CBD の診断基準に肢節運動失行というのは、ちゃんと書かれています。でも、1985 年前後には肢節運動失行というのは、欧米ではほとんど使われなかった用語です。日本でも、学会でその用語を使うと必ず何人かの人たちが手を挙げて、その用語はもう死語であるから使わないほうがいいとおっしゃいました。ゲシュヴィント（Norman Geschwind）も非常に慎重だったんですよね。

山鳥 ゲシュヴィント先生は私は使わない、そういうものはない、という立場だったと思いますよ。

河村 でも、今はありますよね。

山鳥 と思います。

河村 日本神経学会の用語集にも、ちゃんと載っていますし。

山鳥 症状があることは間違いないと思いますね。

三村 本当にそういうのがあるのかというのが、かなり疑問視された症状の代表ですよね。

河村 それがある病気が認知されるに伴って、もともとあった症候概念がリバイバルしたというケースであると思います。これは認知症の話と少しずれるかもしれませんけれども、リープマン自身は肢節運動失行の自験例を 1900 年[12]から 1920 年[13]までの複数の論文の中に示していないのですね。それが 1 つの欠点でもあるのかもしれません。ウェストファル（Carl Friedreich Otto Westphal）という人の 1892 年の論文[14]を引用している。ただ、本当はたくさん診ていたらしい。

三村 私たちが肢節運動失行を症候として比較的目にするのは、変性性の認知症疾患、特に CBD だったんですね。神経内科の先生は、もうちょっと他の状態でも診ることがあったかもしれませんし、パーキンソン病との関連でもあるかもしれないですが。精神科領域で、明らかな血管障害を伴わない患者さんがいらして、何かおかしいと。CBD の記載の中にそういう失行はあるのですけれども、そこで言っている失行は古典的な観念運動性失行とか観念性失行という形では必ずしもちゃんととらえていなくて、

どこかの動きが変だということをとらえている。他人の手徴候などもそういうところがあった。ということで CBD は最初何だかよくわからないと言っていて，そのうちやがていろいろな人たちが異なる視点から言及するようになりました。

CBD の臨床像から気づいたこと

三村　私が山鳥先生の後，1992 年から 1994 年にボストンに行っていた当時，私の先生だったマーティン・アルバート（Martin Albert）教授から「こういうことをやってみないか」と提案されたトピックの 1 つに，CBD の臨床像をまとめる，という話があったのです。その後，アルバートとロベルタ・ホワイト（Roberta White）博士と私の 3 人で論文を書いたのですが，そのときの臨床像というのは失語と行為障害を中心とした，今日 CBD の中核症状と言われている病像でした[15]。そういう意味では，当時から CBD は大分一般的に認識されるようになってきていて，特に FTLD との関連で，それをどこに位置づけるかということが病理学的にも注目されてきていると思います。

　私は帰国してから CBD の患者さんは何十人か診てきているのですけれども，非常にやはりスペクトラムが広いというか，CBD の臨床像はこれだというのは逆に決められないようなところもあると思っています。間違いなく臨床的に診てこれは FTD だ，また，アルツハイマー病ではないか，と言っていて CBD だったりというケースもあって，そういう意味では，CBD は皮質の病変部位の広がりによって随分臨床像はバリエーションがあって，表現系は違うのだなということを感じています[16]。だから，逆にどんな患者を診ても，CBD は診断として最も除外困難，最後まで残るものの 1 つである。剖検で病理所見をきちんととるということが，認知症の臨床病理の研究として非常に重要なことを教えてくれる疾患の代表だと思います。

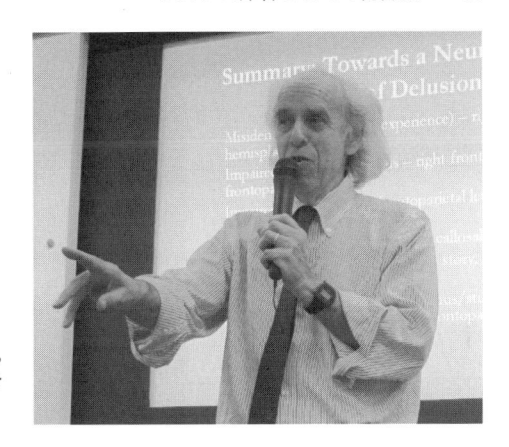

マーティン・アルバート氏。
2008年7月，慶應大学における講演。

システム障害としての認知症

変性疾患と脳卒中の進行の違い

山鳥 三村先生に質問ですが，CBDのようないわゆる変性疾患は，ある意味システム的にdiffuseに進んでいくわけだけれども，そういう疾患が出している運動症状と，それから完成した脳卒中のような運動症状と，同じ失行という言葉で割り切れるのでしょうか。

三村 私は割り切れないと思っています。ただ，その問題は逆に私もいろいろな人に聞いているのですけれども，例えば進行性の失行症という病像があったとして，それが典型的な血管障害によって起きる失行症とどう違うのかというのは，単純には答えられないところがあります。

山鳥 それは認知症一般につながってくる問題で，やはり大きい問題だと思うのです。つまり，進行性にシステムが壊れてくるタイプのときに出てくる神経心理学的な症状と，病巣がボンとできて，あとは回復する方向しかないというタイプの神経心理学的症状と，質の違うものがあるのではないかと思うのですね。

三村 この問題は失行のように行為だけではなく，言語とか知覚についても共通して言えるのではないかと思います．経過については今先生がおっしゃったように，進行性にいくか，それとも1回ボンとなって，そこからゆっくり回復のプロセスをたどるかというのはもちろん違うと思うのです．単純に考えると，血管障害はボンとやられた部分は，ある意味で非常に機能障害が大きいが，ほかの部分は生きている．それに対して進行性の変性症の場合には少しずつ弱っていくわけだから，弱っている途中段階では0か100かではないですよね．つまりシステム全体にわたって，全体が30％障害されるのと，血管障害みたいにある部分は100％障害されて，ある部分はほとんど無傷だというのでは，システムの障害のされ方の濃淡が違って，それが表現系の違いに影響しているのではないかなという気はします．

山鳥 私が姫路で高齢者脳機能研究センターというのを立ち上げる準備段階で考えていたことの1つは，変性性の疾患と，脳卒中みたいなもので起こるある部位を壊してしまうものとは，やはり質的に絶対違う．その違いというのは，壊す場所がdiffuseで，なおかつある種，系統性のあるネットワークをだんだんと壊していくのと，そういうこととまったく関係なしに，ただ血管支配だけである部位がドカンとやられるのとでは必ず違うはずなので，変性性の場合の特徴というのをきちんと探し出す必要があるのではないかなと考えていたのですけれども，なかなかそのようには話は進まなかったです．

脳がシステムとしてみられるようになった転換点

三村 でも，最近，失行なら失行についても，変性疾患としての報告が明らかに増えていると思いますし，そういう中で見えてきている症候というのはあると思います．今先生がおっしゃったような，システム全体にわたって軽く障害されるというのと，ある脳領域だけがシステムに関係なく障害されるのとでは違うのだということはまったく同意見です．

河村 変性性の疾患にもいろいろあって，CBDというのは皮質病変の分

布に特異性がある病気だと思うのですね。だから，その皮質症状というのは結構脳卒中の皮質症状に似ていると思います。一方でアルツハイマー病やピック病というのは，もう少し病態が違う。システムが障害されるという意味では同じなのですが，ちょっと別な臨床症状があると思います。

　でも，いずれにしても大切なことは古典的な臨床神経心理学というのは，何と言っても脳卒中を研究対象として仕立てられたものであった。ところがちょうど1980年ぐらい，山鳥先生が『神経心理学入門』をお書きになって東北大に移られたころ，三村先生はアメリカに留学されたころ，それから私が千葉から東京にベースを移したころと重なりますが，臨床神経心理学の方向が変わったときと言ってよいのではないかなと思うのです。それまでは，局所症状の分析が重視されていたけれども，その後は脳をもう少しシステムとして考えて，病態の解釈をよりダイナミックにしていこうとするようになってきたのではないでしょうか。それは臨床神経心理学自身の変化であったとともに，さまざまな画像診断法の開発だとか，functional activationという方法が開発されたことも関連し，これらが後押ししたということになったのではないかと思います。system diseaseの研究対象として当然，今までは臨床神経心理学的にはとても難しかったアルツハイマー病やピック病などの認知症が登場することになるのですね。前は痴呆として，失語や失行，失認と同じレベルで大雑把に神経心理学的な症候の1つとしてとらえられていたものを，現在ではもっと裾野の広い，大きな症候概念として精緻に調べられるようになってきたのではないかと思います。脳卒中の臨床神経心理学から変性性疾患の臨床神経心理学に変わっていくときに，CBDとか今で言う運動ニューロン病を伴うFTDだとか，ちょうど神経内科疾患と精神疾患の中間的な病態を三村先生も私も経験しているという事実は面白いですね。

ボストンで認知症はどうみられていたか

三村　山鳥先生にお聞きしたいのは，先生はボストンでゲシュヴィント先生のもと，いわゆるボストン学派の先生たちと留学時代を通じて研究して

おられたわけですが，ゲシュヴィント先生などは認知症についてはどういうふうに考えておられたのでしょうか．あまりそういう患者を多くは診てなかったというお話もあったかと思うのですけれども．

山鳥 あまり知りませんね．コメントを聞いたこともないし，そういう方がグランドラウンドに出たこともおそらくなかったと思う．我々の興味の射程には入っていなかった時代ですよ．むしろ三村先生の時代のほうが，アルバートさんが皮質下性認知症（subcortical dementia）[17]なんかを概念化したりね．ちょっと後からいろいろ認知症が扱われるようになってきたと思うのです．

三村 そうですね．ですから，確かにアルバート先生が，最初は進行性核上性麻痺 progressive supranuclear palsy（PSP）のケースだと思いますけれども，皮質下性認知症という概念を提出して，皮質性認知症（cortical dementia）と皮質下性認知症とを対比して考えたということは，認知症の中核的な症状とは何なのかということを考え出したのだと思います．皮質下性認知症というのは，通常道具性の障害は目立たないですから，道具性の機能をいかに統合して使っていくかという点に問題がある病態だと思います．必ずしも皮質が障害されなくても，あるいは記銘力そのものが落ちなくても，記憶を使う力が落ちれば，認知症と呼んでいい状態になるのだという考え方ですね．

山鳥 このごろあまり言われないけれども，あれはやはり割合新鮮な考え方で，当時感心したのを覚えています．あまり皆にみえていないところを，うまくまとめた格好で出したと思うのですね．それまでは，全部巣症状の cortical syndrome の組み立てみたいなことで考えていたのに，もっとコアのところだって基本的にインテリジェンスが関係しているという発想ですよね．

三村 最近アルバート先生が皮質下性認知症について個人的見解を述べていますね[18]．

河村 あれは1例，PSP 症例だと聞いたことがあるけれども．先生はアルバートと一緒の研究をなさって，先ほど CBD という話がありました

が，CBD と PSP は似た病態でしょうね。

三村 そうですね。

河村 ボストンにはそういう患者，たくさんいたのでしょうか。

三村 私が行った当時は，先ほど山鳥先生からもお話があったように，ボストンの VA メディカルセンターの行動神経科のセクションには，パーキンソン病の方はたくさんいましたが，そういう認知症関係の変性疾患の患者さんというのはあまりいなかったですね。しかし，関連のベドフォードの VA メディカルセンターというのがあって，そこは精神科病院ですが，ブレインバンクもあって，認知症の患者さんもたくさんいました。私は2年目になってからですけれども，週に一遍そこに行ってニール・カワル（Neil Kowall）という人とブレインバンクの顕微鏡を一緒に見るということをやっていました。その当時はレビー小体型認知症 dementia with Lewy bodies（DLB）がアメリカでも再認識されて，結果的に DLB がすごく多いという時代でしたね。つまり小阪先生たちが DLB の疾患概念を提唱されて，しかしはじめは海外ではあまり DLB が認識されていなかった。やがて実際にそういうケースの報告がある程度浸透して，見直してみると，かなり病理学的にも DLB だというケースがアメリカでも認識されてきた。そういうふうに，DLB に代表される変性性認知症疾患に関しての概念の見直しが出てきた時代だったように思います。

河村 小阪先生は，アルツハイマー病の次に認知症で多いのは，DLB だとおっしゃっていましたけれども。

三村 少なくとも認知症の中で，変性疾患に関しては間違いなくそうだと思います。FTD のほうが，ずっと少ないです。DLB が多いことは今，日常の精神科臨床で入院・外来の患者さんを診ていても痛感しますね。

18　第1章　疾患概念をみる

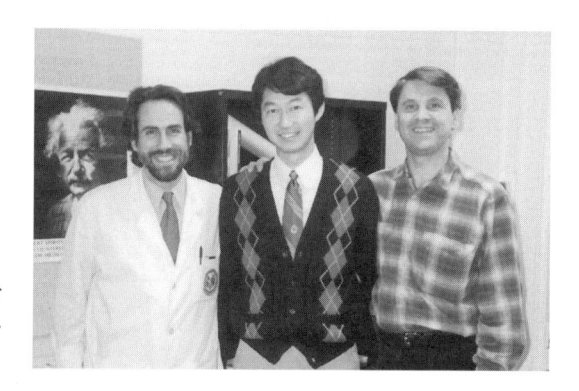

ニール・カワル氏（左）と三村氏。ベドフォードVAメディカルセンターにて。

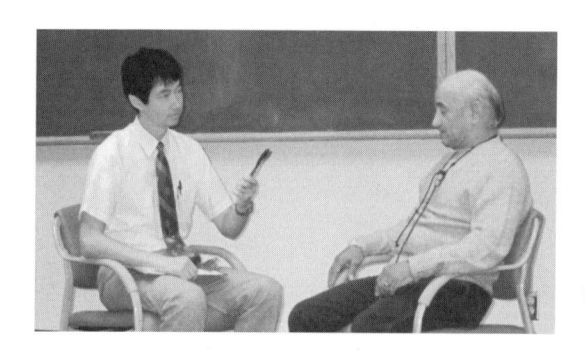

ボストン大学行動神経科におけるグランドラウンド。診察中の様子。

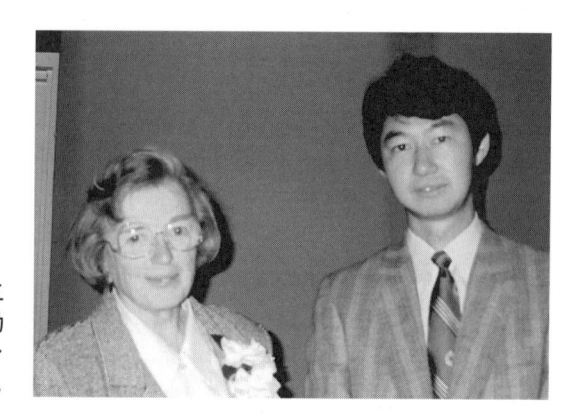

ゲシュヴィント夫人と三村氏。ボストン大学行動神経科。故ゲシュヴィント教授記念パーティにて。

認知症をどう定義するか

三村 そもそも認知症というのは，どういう病態なのか。あるいは認知症をどう定義するのかと言ってもいいかもしれないのですが，この問題はいかがでしょうか。そこのところは以前山鳥先生，河村先生が対談された『神経心理学の挑戦』[2]でも，ある程度触れられてはおられるのです。例えば記憶障害イコール認知症ではないということはあると思うのですが，記憶障害，言語障害，行為障害，いろいろな道具性の障害の寄せ集めを認知症とするという立場もあるかもしれないですし，逆にむしろ道具性の機能の操作の障害を認知症と考えるという立場もあるかもしれない。しかし，山鳥先生は，『神経心理学の挑戦』の中でも，そういう状態にある患者さん本人が，社会性の喪失というか，社会的に障害を示すということが認知症なのであるという感じでおっしゃっておられると思うのです。それを改めてお聞きしてみたいのですが。

河村 山鳥先生が答えるべきところですが，私からも1つ。私はこのとき，認知症をどうしても記憶障害と結びつけたかったのです。ですから記憶の章で痴呆（当時）は入っています。当時そういう共通理解もあったと思います。ただ，山鳥先生は，今三村先生がおっしゃったとおりもう少し認知症についてのとらえ方が広くて，社会性とかそういうところまで立ち入ってお答えになった。けれども，私はそのときにはそういう意識があまりなかったので，少し理解しにくかった。山鳥先生，改めて教えてください。

認知症とは「誰にでもわかる」状態

山鳥 認知症というのは基本的に失語や健忘の診断などとまったく同じ水準で，行動的にみて社会で独立して機能できなくなるような状態になった人のことを呼ぶべき言葉であって，テストで何点だからだめだとか，失語

や健忘がちょっとあったから，この人も認知症だとか言うのではなくて，社会的な行動がとれなくなるという，誰にでもわかる状態だと思うのですよ．明らかに進行性にある能力が欠落してくる，素人が見てもわかるような状態こそが認知症のコアだと思いますね．だから，記憶が落ちたから認知症の初期だとか，何かが落ちたから認知症がひょっとしたら始まるのではないかというのは仮説として，経過を見る1つの手段としてはいいのですが，認知症という状態そのものは，やはり社会的に独立した人格として社会の中で機能できなくなるような能力の低下を言うべきものだと，私は前から思っています．それは『神経心理学の挑戦』のときと全然変わっていないですね．

河村　とらえ方としては，当時としてはどちらかというと新しかったと思います．今だってそういうふうにとらえられているでしょう．

三村　それは山鳥先生のおっしゃるとおりだと思います．

山鳥　そのときに一番問題になっているのは，道具的な能力の問題ではなくて，判断だとか思考だとか，はっきりとはわからないけれども，我々にとって一番必須の力が落ちてきているわけですよね．それをとらえられないから，いろいろテストで点をつけて，総合点で落ちているので一応検出できたかということになるわけだけれども，ポイントはやはり判断や思考というタイプの力が落ちていることです．では，そのベースは何だというのが難しいわけですね．

「常識」という力

三村　私も先生のお考えに非常に近い．ほとんど同じなのですけれども，その際に幾つか問題となると思うのは，1つは今先生が判断とか思考とおっしゃるものが，わかるけど説明困難な，ちょっと曖昧な部分があるという点ではないでしょうか．

山鳥　それはとらえにくいものだけれども，誰もが「これがそうだ」と理解できる何らかの力でもあるわけです．その辺は非常に我々は弱いというか，なかなか拾い出すことができないというかね．

河村　判断能力とは何か，思考能力とは何かと考え出すと，多分難しい。ただ，知能という過程の一番上にある機能だということは間違いない。

山鳥　ある種の統合能力としか私はイメージできないのですね。faculty, つまり独立してオペレーションが可能な認知機能が幾つかあって，それをまとめている力がありますよね。

三村　私は言語とかあるいは知覚とか行為とか，そういったような機能をより要素的とか，あるいは道具性の障害ととらえた場合に，それらの中からエッセンスを取り出して適確に使うというタイプの力だと思うのです。それは少なくとも道具性の障害よりは，上位の概念であると考える。人によっては，それもある種の道具性の問題だと考える人も，いてもおかしくはないかもしれないですが。

山鳥　そういうときの判断の支えになるのは，私は「常識」だと思うのですよ。何か難しい状況があるとして，「ここはとりあえずみんなの判断に任そう」と言うと，皆が「そうだな」と言いますよね。そういうタイプの能力が落ちてくる。だから，常識的に皆が認めている能力で，数値化できないところがありますけれども，やはりそれが大事なのです。

executive function（実行機能）

「道具性の機能」を使う機能

三村　それはいわゆる executive function（実行機能）とは違う。

山鳥　違うと思いますね。ちなみに私は executive function は概念としてあまり好きではないのです。

三村　でも今の話を聞いていると，ではそれは executive function のことですかという疑問は出てくると思いますね。

山鳥　executive function というと，そういう人間をまとめているような力を，ある意味矮小化しているというか，単純に1つの機能に置き換えているというか。言語や記憶と同じような水準で何かそういう機能があっ

て，管理しているととらえているように思えます。

三村 うまく答えられないのですけれども，executive function に関しては，私はそれも道具性の障害よりは上位にある概念だと思っています。

山鳥 それは当然 executive ですからね。これが道具と同じ水準というのは，言葉からしてあり得ない。

三村 ですから，executive function はそういうシステムとして，道具性の機能を使う問題であるとは思うのです。私の考え方というのは，ゴールドバーグ（Elkhonon Goldberg）の考え[19]に近いと思います。今先生がおっしゃったように，管理して，それを適宜道具性の能力を使う力と言っていいと思うのです。では，その executive function の障害が認知症なのかというと，そうではないと思います。ですから，先生のおっしゃっている常識的な判断とか思考というものは，executive function とは違うと私も思うのです。

山鳥 微妙に違う概念として出てきていますね。

三村 だけど，それがどう違うのかとか，ではどういうものをもって判断，思考とするのかというのは非常に回答困難なところがあると思っています。

executive function ではない「判断する力」

山鳥 ちょっと脱線しますけれども，哲学的な問題として，input から入ってくるものを処理するタイプの問題，つまり視覚から入ってくる情報を処理する力とか，聴覚から入ってきた問題を処理する力とか，大脳生理学的に言うと，これは連合野までの問題ですよね。聴覚なら聴覚の連合野までの問題という input dependent に情報処理している問題。その次に，input を全部集めた段階でそれを合わせている段階の問題がある。大脳生理学的に言うと，連合の連合野が何をしているかという問題になるわけですけれども。そういう input を集めている段階の問題というのは，おそらく違うのですよね。

私が faculty と呼んでいるのは，これはガル（Franz Joseph Gall）の言

葉ですけれども，ある種我々には能力が備わっている。そういう能力として音楽の能力や数学的な能力みたいなものがあるとすると，備わっている人と備わっていない人がありますよね。だけど，faculty みたいなものと，faculty を統合するような，何かを判断する能力というのとは，次元が違うところがある。末梢 dependent な処理能力を超えたところに，そういう認知機能を全部通して何か判断している。哲学では belief という言葉を使いますけれども，まさにその belief をやっている。これは違うとかね。確かに入ってきたけれども，この問題はちょっと違うとか，聞いたけれども，やはり私の考えとはちょっと違うという，判断する力というのは，そういう1つひとつの faculty を超えた段階で機能している，そういうものがあるのではないかということを言う人がいるわけです。これはまったく哲学的な議論ですけれどもね。そういうのをフォーダー (Jerry Fodor) という人が central process と呼んでいます[20]。では faculty 的なものは何かというと，modular な process という言い方をするわけですね。そうすると，臨床神経心理学などで切り出してきている言語の問題とか，視空間的知覚の問題とか，記憶の問題とか行為の問題とかいうのは，どちらかというと modular な問題で，これは neurology というか，brain dependent にある程度考えられるわけですね。でも，その上に，極端なことを言ったら何で我々は神様があると信じるのか。何でそんなものないと信じているのかという何か入ってきたものに対して，ある種拒否したり，受け入れたりしているそういう判断システムがあって，これとは次元が違う。それはある種統合的な力。そういう能力のことも考える必要がある。

三村　そうですね。その意味では先生のおっしゃる判断，信念，常識というのと executive function というのとは次元が違うと思いますね。executive function は，並列ではないかもしれないけれども，道具性の要素の延長線上にある概念です。日常生活において中核的なコアになる骨太の問題とはまったく異質であるといっていいと思います。

　ただ，逆に先ほどの先生の認知症の定義でいくと，例えば幻覚や妄想に支配されていて，社会性を喪失している統合失調症の人は，これは認知症

であるということになりますよね。

山鳥 それはまずいね。では，その考えは引きます（笑）。そう，あまり幅広い定義にすると，そういうことが出てくるんですよ。

三村 クレペリン（Ernst Kraepelin）自身は，統合失調症を早発性痴呆と言って，ある意味で痴呆（認知症）というのを拡大解釈してとらえています。それでもいいのかもしれないのですけれども，それが現代の認知症の概念の中でどうなのかという問題は確かにあると思います。

山鳥 そのとおりです。

河村 ただ，山鳥先生のおっしゃりたいことは，私は理解できた気がします。そんなに難しいものではないよ，ということだと。

三村 そうですね。つまり実際に家族が「お母さんがおかしいのです」と言って連れて来るときというのは，やはり認知症ということが誰にでもわかるような障害として出てきている状態だと。そういう意味では，社会的な障害として，家族が見たり，周りの人が見たりすればわかるという話なのだろうと思います。

山鳥 我々は皆，判断力を備えているわけです。だから，自分の近所でちょっと社会的能力がなくなってきた，いわゆる「ぼけてきた」人というのは誰でもわかるわけですよね。実際，その人を放り出しても機能しないわけですからね。道に迷ってしまうし，どこかで呆然と立ち止まってしまうしということで。だから，そういうタイプの能力の一番中核にあるのは，やはり健忘などという問題ではないと思いますね。

executive function をどう訳すか

河村 executive function の話ですが，何だかわからないのですよね。共通理解できない。例えば判断力と思考という概念については，皆，大体共通に理解していると思うけれども，executive function，つまり実行機能とか管理機能というのは，人によっては異なって理解していることが多く，わからないという人もいる。ちょっと用語として問題があるのではないかと思います。

三村　そうですね。executive function という言葉は一般的には実行機能とか遂行機能と訳されていますけれども，山鳥先生はそれはむしろ表現がよくないのではないか。「管理機能」という用語がいいのではないかということをおっしゃっておられました。

山鳥　そうですね。私はそういうふうに訳します。

河村　『頭頂葉』[21]の鼎談でも酒田英夫先生が，frontal sign について述べていましたね。parietal にもそういう機能があると。三村先生は frontal 派ですか。

三村　frontal 派というのは…（笑）。

河村　executive function は前頭葉にあるという考えです。

三村　私は executive function の中核的な部分は前頭前野でやっていると思います。ただ，それは executive function が前頭葉に局在しているという意味ではなくて，むしろ例えばカレーを作ろうと考えたとして，「カレーを作る」というシェーマみたいなものは多分むしろ脳のうしろにあると思うのです。しかし，それを適当な時系列に沿って実行に移していくプロセスの中核的な部分というのは，私はやはり前頭葉にあると思うのです。だから，そういう意味で言うと，たとえば管理職という言葉があるように，executive function について管理機能という表現でもいいと思うのですけれども，やはり行動的，実行的なニュアンスが入る言葉のほうが，executive function の訳語としてはより適切なのではないかと考えています。したがって，実行機能とか，遂行機能という用語のほうがいいのではないかというのが私の意見です。

山鳥　実行とか遂行というと，それこそ全部運動に結びつくわけでしょう。運動機能とどう違うのかという疑問も出てくるわけですよね。つまり実現機能とまったくイコールなのかと。

三村　イコールではもちろんないと思いますし，実行機能，遂行機能というのがベストな訳とも思わないのですが，やはり行動──行為というレベルではなくて──一連の行動ということの中で完結していくのが実行機能ではないかと思います。頭の中でそれをイメージ立てするだけではなく

て，自分自身が何らかの形で外界，環境に対してアクションをとって，それでカレーを作ろうというイメージを実現していくという，そのプロセスをとらえているのではないかと思うのです。

central executiveやワーキングメモリとの関連

山鳥 注意管理機能 supervisory attentional function とは，どう違うのですか。

三村 難しいですね。あれこそ私はあまり好まないというか…。用語としてはもちろんそういう概念はあるし，心理学的には重要な用語だとは思います。ですから，ある特定の状況の中で心理学用語としてワーキングメモリの中のコアな部分を示すものとしてとらえるという意味ではいいのかもしれない。もともとシャリス（Tim Shallice）が言い出した supervisory attentional system（SAS）[22]を担う仮想脳領域をバッドリー（Alan Baddeley）が central executive と呼んだわけですし[23]。変な話ですけれども，central executive というときには，中央実行系と訳していますけれども，むしろ管理機能を意味しているのではないかと思います。SASはより心理学的なセッティングの中での言葉だと思うので，より日常生活の中での問題解決場面で導入されるという臨床的な用語としては，私は実行機能でいいのではないかと思います。ですから，実行機能と言っているものの中にSASが含まれると考えたほうがいいのではないかと思います。

河村 もう1つ伺いたい。ワーキングメモリや展望記憶との関連はどうですか。

三村 どちらも切り口がそれぞれ違うということなのだと思います。少しずつ切り口が違って，おそらく広い意味で言うと実行機能に皆含まれてしまうと思うのです。ですから，実行機能は記憶と独立してあるわけではなくて，記憶の一部を切り出して問題解決に使うのだと考えています。そういう中でワーキングメモリも，ある問題解決をするために動員されますし，それから何かを覚えておくという意味では，展望記憶も使っていますから，実行機能系を円滑に進めるための1つの関連したシステムだと考え

たほうがいいのではないかと思います．

山鳥 ワーキングメモリという概念の中に central executive という概念[24)25)]がきちんと入れ込んであるわけですよね．むしろ executive function がそこから，独立なものとして取り出されてきた，そういう流れですよね．ワーキングメモリ概念を，executive function に広げていっているわけですよね．

三村 central executive についてはバッドリーの有名な図式もあります．しかし，executive function の図式というのは多分書けない．非常に広い範囲を含んでいて，だから何を言っているのかわからないという人が多いのではないでしょうか．

問題解決のプロセス

山鳥 ああいう概念というのは，何か風呂敷概念になるのが一番怖いのですよね．最初出してきた人は，かなり丁寧に考えて，こういうものだと言っているけれど，後からいろいろなものを executive function に入れてしまう．そういう怖さがあります．

三村 確かに学会などでも，frontal-executive function とか，そういうふうに前頭葉機能と実行機能とがイコールとしてとらえられていて，何の疑問も持たれないようなこともあります．人によって，実行機能についてイメージしているニュアンスというのは随分違うと思うのですね．だから，ある意味で非常に危険な用語だと思うし，誤解されやすい．嫌う人というか使わない人もいておかしくないと思います．ただ，私自身は，もともとはシャリスたちが言い出した SAS の概念からバッドリーが central executive に発展させたワーキングメモリのコアの部分は，fMRI を用いた脳機能イメージング研究でも，ある程度脳の前頭前野の特定の領域と関連して，特有の機能を営んでいるということがわかってきている[26)]．どちらかというと central executive もそういう意味では局在と関連した機能だと思うのですね．しかし，時期的にはほぼ同時期だと思うのですけれども，アメリカのリザック（Muriel D Lezak）[27)]が executive function とはじめて

呼んだ機能は，より臨床的な立場から出てきた用語だと思うわけです。

河村 今までのお話で概念はかなり理解できたのですが，操作的にはどうやって見るのかということを教えてください。

三村 私は実行機能とは問題解決のプロセスだと考えています。解決する問題はどんなものでもいいと思うのです。さっき言ったようにカレーを作ろうとか，1,000円持って買い物をしようとか，そういういろいろな日常生活上，職業上，いろいろな場面があって，その問題解決のために動員される機能。また，円滑に，効率的に問題解決をするために動員される機能。だから，問題解決能力と言っても，ほぼ同じだと私は思っています。それを臨床の立場から障害としてみたときに実行機能障害ととらえるのが，比較的わかりやすいのではないかというのが，私の考えです。そのコアの部分に中央実行系の機能を含んでいることは間違いない。その中で前頭葉が系列的に手順を整えたり，アクションを実行していったりという部分では必要なことは間違いないのですけれども，前頭葉機能と実行機能とがイコールかというと，違うと思うのです。しいて言えば，実行機能はむしろ後部脳にマップされた問題解決図式を実行していくという意味で，脳全体の機能に反映されている。

局在論と認知症―どこが「大事」か？

実行機能に関する前頭葉の働き

山鳥 酒田先生の話に戻りますが，彼は頭頂葉が一番レベルが高いというお考えですね。

河村 山鳥先生はどうお考えですか。

山鳥 私はあるレベルからは局在論を外して考えているのですがね。

河村 三村先生は前頭葉でしょう。

三村 そうですね。ただ，私は先ほど山鳥先生がおっしゃったように，人間の情報処理の流れは，側頭葉，後頭葉，頭頂葉といった脳の後ろからそ

れぞれ一次的な情報が入ってきて，それが二次領域に行って，さらに連合野で処理されていく。後方連合野での処理は情報処理の主体だと思うのです。しかし，それは基本的にはボトムアップから入ってくる情報を経験に基づく知識と統合していくプロセスだと思います。ただそういう処理過程に対して，トップダウンに何らかのバイアスをかけていく機能があって，それは前頭前野から発信されると思うのです。ですから，トップダウン処理とボトムアップ処理とを人間は常に両方やっているし，両者のバランスをとっているのだと思いますけれども，そのトップダウン処理の部分というのは前頭前野が中核的に働く。最近，ワーキングメモリに関する脳機能イメージングの研究でも，後方連合野は必ず光りますけれども，それは何の不思議もないと思います。むしろ後方連合野と前方連合野とが連携しながら人間の脳というのは全体として働いているはずなので…。

潜在的機能を司る深部構造

河村 全体として働いていることには賛成です。しかし，先生がおっしゃっているのは顕在機能の話だけですよね。もう少し潜在的な機能があって，それを考えないと本当の意味では全体とは言えないと思うのです。

三村 それはそうですね。

河村 そういう意味では私は一番大事なのは扁桃体だと思っています。

三村 少なくとも動物では，扁桃体を中心とした機能が，より潜在的なレベルで瞬時の解決や対応を求められる状況というのがあって，そこから後方連合野の働く部分，さらに前方連合野の働く部分というのは，それに上乗せをして働いている部分であるということは間違いないと思います。総合的なことから言えば，まずベースにそういう潜在的な，特に情動や本能と関連した機能とか，より原初的な形での問題解決プロセスがあるのは間違いないと思います。

河村 認知症の話に戻りますけれども，先ほど話に出た判断とか思考というのは皆が共通に理解できますよね。そのことの背景因子となる潜在的な部分というのはすごく大きいと思うのですよ。理性だけで私たちは生きて

いるわけではないし，判断能力とか，思考の障害があって，要するに社会性を失うという面が認知症にはあるわけですね。柔軟に社会生活を送っていく上で重要な機能は，私は扁桃体とか大脳基底核とか，深部構造にあるということを主張したい。

三村 つまり河村先生がおっしゃるのは，今のお話のポイントにある社会性の障害という領域の中で，顕在的な問題解決の部分よりもベースにある扁桃体に代表されるような，より原初的な社会性の機能に関わる領域の障害が大きいのではないかということでしょうか。

ネットワークが「大事なこと」を実現する

山鳥 でも河村先生，それはそれでちょっと極端で，そういう考えを聞くと，何か扁桃体のほうが大事だというような感じに聞こえます。私は，一番大事な場所というのは多分ないと思います。扁桃体とかそういうのはcriticalなnode（結節点）の1つであって，そのnodeだけが大事ということではなく，それらのネットワークを合わせて一番大事なことが実現される。前頭前野もものすごく大事だし，後方連合野や辺縁系だってそうではないかと。どちらかのほうが中枢的に大事だということとは違うのではないかでしょうか。

河村 では，言い方を変えます。大事だと思っているのでなく，私は好きだと(笑)。大事だというのは，一番でないにしろ結構大事ということ。三村先生が前頭葉が好きと言いそうだったので(笑)。

山鳥 確かに大事だとは思うのです。でも，どれが大事という表現になると，中枢神経系全部を見渡すときには，やはりちょっと…という気がするけれども。知情意でいえば，その3つまとめて1つの精神構造をつくっているわけだから，どれが一番大事という問題ではなくて，全体が1つと考えられるわけですし。

三村 知情意で言うと，もちろんどれも大事というのはそうだと思いますが，認知症だといずれの部分も障害されるのでしょうか。

山鳥 基本はやはり知の部分でしょう。情の部分がそんなに壊れないタイ

プも結構いろいろありますよね。

河村　すべて崩壊するというのと，ちょっと違いますからね。

三村　そこでおっしゃっている知の部分というのは広いというか，いわゆる知能とは全然違いますよね。

山鳥　全然違います。

三村　むしろ知覚部分から判断部分まで含めて…。

山鳥　一番難しくて困っているのです。いろいろ入っています(笑)。

三村　つまりそこの部分を広くとらえて考えると，認知症で障害される部分は，知の部分であり，情の部分とか意の部分は障害されるにしても，「知が障害されれば認知症である」とは言えないでしょうか。

山鳥　認知症というのは，社会的な能力の低下です。個人として社会の成員として行動する能力が落ちてくることですね。そのコアは「知」でしょうね。

■参考文献

1) 山鳥　重：神経心理学入門．医学書院，1985．
2) 山鳥　重，河村　満：神経心理学の挑戦．医学書院，2000．
3) American Psychiatric Association（高橋三郎，大野　裕，染矢俊幸訳）：DSM-Ⅳ-TR-精神疾患の分類と診断の手引　新訂版．医学書院，2003．
4) 平山惠造，河村　満：MRI脳部位診断．医学書院，1993．
5) Case records of the Massachusetts General Hospital. Weekly clinicopathological exercises. Case 16-1986. A 76-year-old woman with a progressive neurologic disorder of 12 years' duration. N Engl J Med 314：1101-1111, 1986.
6) Mimura M, Tominaga I, Kashima H, et al：Presenile non-Alzheimer dementia with motor neuron disease and laminar spongiform degeneration. Neuropathology 18：19-26, 1998.
7) Mitsuyama Y：Presenile dementia with motor neuron disease in Japan：clinico-pathological review of 26 cases. J Neurol Neurosurg Psychiatry 47：953-959, 1984.
8) Kosaka K, Iseki E：Recent advances in dementia research in Japan：non-Alzheimer-type degenerative dementias. Psychiatry Clin Neurosci 52：367-373, 1998.

9) Neary D, Snowden JS, Mann DM : Classification and description of frontotemporal dementias. Ann N Y Acad Sci 920 : 46-51, 2000.
10) 河村　満, 平山惠造, 塩田純一：中心領域（Liepmann）の限局病変による肢節運動失行. 臨床神経学 26：20-27, 1986.
11) Yamadori A : Palpatory apraxia. Eur Neurol 21 : 277-283, 1982.
12) Liepmann H : Das Krankheitsbild der Apraxia (〈motorischen Asymbolie〉) auf Grund eines Falles von einseitiger Apraxie. Mschr Psychiat Neurol 8 : 15-44, 102-132, 188-197, 1900.
13) Liepmann H : Apraxie. In : Brugsch T and Eulenburg A (eds) : Real-Encyclopedice der Gesamten Heikunde, Ergebnisse der Gesamten Medizin, pp 116-143, Urban and Schwarzenberg, Berlin, 1920.
14) Westphal C : Zur localisation der Hemianopsie und des Muskelgefuhls beim Menschen. Charité-Ann 7 : 466, 1882.
15) Mimura M, White RF, Albert ML : Corticobasal degeneration : neuropsychological and clinical correlates. J Neuropsychiatry Clin Neurosci 9 : 94-98, 1997.
16) Mimura M, Oda T, Tsuchiya K, et al : Corticobasal degeneration presenting with nonfluent primary progressive aphasia : a clinicopathological study. J Neurol Sci 183 : 19-26, 2001.
17) Albert ML, Feldman RG, Willis AL : The 'subcortical dementia' of progressive supranuclear palsy. J Neurol Neurosurg Psychiatry 37 : 121-130, 1974.
18) Albert ML : Subcortical dementia : historical review and personal view. Neurocase 11 : 243-245, 2005.
19) Goldberg E : The Executive Brain : Frontal Lobes and the Civilized Mind. Oxford, New York, 2001.
20) Fodor JA : The modularity of mind : an essay on faculty psychology. MIT Press/Bradford Books, Cambridge, MA, 1983.
21) 酒田英夫：頭頂葉. 医学書院, 2006.
22) Shallice T : From Neuropsychology to Mental Structure. Cambridge University Press, Cambridge, 1988.
23) Baddeley A : Working memory : looking back and looking forward. Nat Rev Neurosci 4 : 829-839, 2003.
24) Baddeley A, Della Sala S : Working memory and executive control. Philos Trans R Soc Lond B Biol Sci 351 : 1397-1403 ; discussion 1403-1404, 1996.
25) Baddeley A : The central executive : a concept and some misconceptions. J

Int Neuropsychol Soc 4 : 523-526, 1998.
26) D'Esposito M, Detre JA, Alsop DC, et al : The neural basis of the central executive system of working memory. Nature 378 : 279-281, 1995.
27) Lezak MD : The problem of assessing executive functions. Int J Psychol 17 : 281-297, 1982.

第2章

中核症状をみる

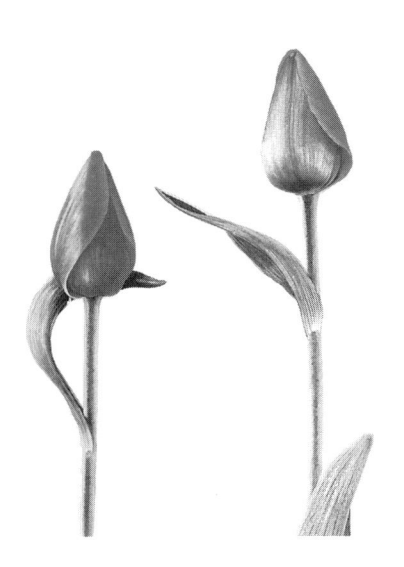

記憶障害を考える

記憶の定義

三村 ここからは，大きく中核症状と周辺症状に分けて，認知症の症状をどうとらえたらいいかという問題を通じて，疾患概念や病態を個別に考えていきたいと思います．まず，中核症状の核である記憶障害について．

　記憶障害を考えるにあたっては，先ほど認知症をどう考えるか，どう定義するかという話にもありましたけれども，記憶障害イコール認知症ではないということは誰しも納得するところだと思います．ただ記憶障害は，アルツハイマー病ではほぼ必発の症状です．そこで言っている「記憶」というのは何か，臨床的にどう定義するか．この問題は山鳥先生の『記憶の神経心理学』[1]の中でも触れられていますけれども，そこでは過去の体験が行為や意識の上に現れるということでしたか．

山鳥 「新しい経験が保存され，その経験が意識や行為のなかに再生されること」ですね．

三村 それは記憶について，多くの人が納得できる一般的な定義だと思います．潜在記憶であっても，顕在記憶であっても，過去の体験が現在の行動，意識，もちろん言語のようなものも含め，そこに影響するということで言えば一番広くとらえた形になりますし，それが再生，再認されるということになれば，もうちょっと限定的な話になるかと思います．その辺の定義については，どうお考えでしょうか．

山鳥 記憶で一番難しいのは，特に出来事的なエピソード記憶の問題です．記憶障害があるかないかを判断するときに，記憶をアウトプットとして取り出せなければ，判断しようがないわけですね．それが一番難しい問題で，再生されるという点を臨床的な定義に入れる必要があると思ったのは，判断する材料をこちらが得るためには再生されるという前提がなければわからない．だから，再生されるか，されないかで記憶の判断をしてい

るだけだという，非常に限定的な考えを持っているのです。再生されないということイコール記憶が失われている，ということにはならないですよね。残っている場合でも再生されない場合は，それを使っていないわけだから，現象的に忘れていることになるわけだけれども，本当に消えているのかどうかは誰にもわからない。そういう方法的な限界があるので，「過去の経験が現在に再生されること」という定義で，記憶を考えているのです。

三村 操作的な定義としては，それが現実的だと思います。やはり何もしゃべらない人とか，また意識障害がある人とか，そういう場合には記憶が障害されているのかどうかを評価すること自体ができないですから。それから広い意味で記憶をとらえようと考えても，今の定義というのは臨床的にそれが障害として，しかもほかの障害に帰さないような記憶の問題として取り出せるという意味では，そのようなことになるかと思います。記憶は，ある意味で広くとらえれば，記憶イコール人間の認知機能だという考え方もできると思うし，エデルマン (Gerald Maurice Edelman)[2]のように，免疫反応だって記憶だという考え方もあるわけですから。非常に広くとればとれるし，非常に限定的にとれば，それもとらえられるしというところでしょうね。

山鳥 そのとおりだと思いますね。我々はある意味，現象学的，行動学的な判断としてしか記憶を扱えないということがありますからね。

　エデルマンは面白いですよ。私はエデルマンが好きで，割合読みましたけれども，しゃれた題もありますよね。"The Remembered Present"[3]。非常に面白い。極端な言い方をすれば「今というのはイコール過去」だと。生物の場合は，そういうところがある。ま，こうなると記憶は広すぎて，手に負えませんが。

三村 その場合はむしろ「記憶」と「意識」は，ほとんどつながった言葉になりますね。

山鳥 そうですよね。

河村 エデルマンの興味は，むしろ記憶というか意識ではないですか。

山鳥　そうですね。エデルマンは意識つまり，メンタルな phenomenon というものがどうやって出現するかということを追究している。それこそ話が脱線するけれども，nervous system の働きは進化論で理解すべきだという。neuron network は環境に合わせてだんだん適当に選択されて，選択されたものだけが積み上がってくるという神経進化論なのです[4]。それと意識を結びつける。かなりややこしい話ですけれども。

三村　でも，非常に面白いですよね。やはり人間の今の意識とか，特に自分の脳がこう働いているのだという意識を持つというのは，進化論の過程の中で進化生物学的に規定されてこうなっているという話なのだと思うのです。

記憶障害は必発か？

三村　次に顕在記憶，エピソード記憶の領域に絞って考えていきたいと思うのですが，記憶障害が認知症で必発かどうかという点はどうでしょうか。

山鳥　その点はむしろこちらから質問したいのですが，ピック病などはどうなのですか。記憶が壊れていると考えるのですか。

三村　いえ，初期は壊れていないと思います。

山鳥　そうすると，認知症では記憶障害は必発とは言えませんね。

三村　認知症の定義の仕方にもよると思いますし，「記憶障害は必発である」と書いてある本もあったりしますけれども，必ずしもそうではないというのが臨床的事実だと思います。

河村　それは，エピソード記憶の話ですね。意味記憶 semantic memory では。

三村　FTD は初期の段階では意味記憶もエピソード記憶も症状として出てきませんし，検査した範囲では正常であってもいいと思います。

河村　どんな症状が出るんですか。

三村　初発症状はむしろ精神症状とか行動障害ですね。例えば万引きをしてきてしまうとか，ペットボトルを集め続けるとか。いわゆる going my way behavior（「我が道を行く」行動）みたいなものが初期症状として最初に出てきて，その段階ではエピソード記憶の検査をしても，意味記憶の検査をしても，異常がないということはよくあります。

河村 それは前頭葉症状でしょうか。それとも側頭葉症状なのでしょうか。

三村 難しいところですが，一般的には前頭葉症状としてとらえられることが多いと思います。

河村 そうですよね。すると，例えばピック病として側頭葉萎縮が起こって，それから前頭葉，そういう順番と理解しましたけれども，そういうことと矛盾しませんか。

三村 それは側頭葉症状として行動障害が起きているということですか。

河村 そう解釈できないかなとも思うのです。

三村 少なくとも前頭葉だけが萎縮するケースはむしろまれだと思います。前頭側頭型で，どちらかというと，前頭葉優位で萎縮する。しかし，最近では右の側頭葉のみの萎縮を示すケースの奇妙な精神症状，行動障害も注目されています[5]。

河村 例えば萎縮がなくても，少なくともSPECTで例えば左の側頭葉に限局した血流低下があって，それでピック病が疑われる。その場合は，意味記憶障害とか語義失語などが前景に立つけれども，万引きするとか，そういう行動異常はあまりなくて…。

三村 意味性認知症 semantic dementia の左側頭葉優位で萎縮していくタイプのものは，今のFTDの病像とは違います。FTDは前頭葉優位で前頭側頭葉が萎縮してきて，行動障害で気がつかれる。例えば強迫症状みたいなものとか，あるいは反社会的な行動異常であるとか，そういうものが前景に立ってくることがFTDの臨床像の特徴です。その段階でもうすでにエピソード記憶や意味記憶の障害がオーバーラップしていることはもちろんあります。しかし，初期の行動障害が前景のときには，まだそういう記憶障害も目立たなくて，むしろ精神病ではないかと思われていたり，中には長期間精神科病院に入院していたりとか，そういうケースがあ

ります。

山鳥 そういうタイプは，ほとんど思考が乏しくなってきて，田邉先生は考え不精という表現を使っている。動き回っているような人のタイプとはまたちょっと違うのではないですか。

三村 こういう人たちは興味・関心がかたよっていますので，自分の興味のあることは精力的に熱心にやる。興味のないことは知らんぷりで見向きもしないということはよくあります。

河村 多分あまり神経内科では診ないのでしょうね。精神科のほうを受診するのかもしれない。

三村 確かに神経内科で診ても，すぐに精神科に回ってくることが多いでしょう。

記憶障害と診断基準

山鳥 記憶障害が認知症のクライテリアとして入っているということと，例えばピック病などで最初記憶障害がないのではないかという問題と，どう整合性をつけて考えていくのですか。

三村 特にピック病というのは，経過を見ていくうちに記憶障害も出てくるという話になるので，初期の段階ではいわば primary progressive abnormal behavior が目立って出ている状態だと思うのですね。初期段階だけを切り口としてとらえれば，記憶障害は欠いているということになる。でも先ほどの認知症の定義で考えたように，記憶の障害とは別に明らかな社会的な機能の喪失はあるわけですから，認知症ではあるけれども，記憶障害は欠いていることもあるのだ，その意味では，認知症であっても，記憶障害は必発ではない，というとらえ方でいいのではないでしょうか。

山鳥 DSM[6]などの判断基準のベースになっているのは，やはりアルツハイマー病なのですか。認知症の診断基準などに記憶障害が入るというのは，もともと最初のクライテリアがアルツハイマー病でつくられたからということでしょうか。

三村 DSM に関して言えば，アルツハイマー型認知症というのと，それ

以外の認知症という，それぞれの診断について別々になっています（**表 2-1**）。ICD-10[7]のほうは，まず認知症の定義というのがあって，それは以下のうちの幾つかということになっていて，その中に記憶障害はもちろんトップに入ってきていますが，逆に必ずしもそれがなくてもいいということになっています。

　DSM-IVのアルツハイマー型認知症の診断基準（**表 2-2**）の中では記憶障害が必発ということになっていて，確かにアルツハイマー病に関してはそう言っていいと思うのです。例外的な原発性進行性失語 primary progressive aphasia（PPA）や posterior cortical atrophy がアルツハイマー病だったということはあると思いますが。ただ，記憶障害にも前向性健忘と逆向性健忘の2つあって，DSM-IVのアルツハイマー病の診断基準の最初にこの2つのタイプの記憶障害が記載されているのですが，それは両方ともなければいけないのか，どちらか1つでいいのとかいうことは，あまり問われていないですね。一般的に，臨床的には前向性健忘と逆向性健忘の両者があることが多いと思いますが，初期の段階では，前向性健忘つまり，記銘力障害だけしか確認できないというケースも少なくないと思います。

軽度認知障害（MCI）

MCIの臨床

三村　先ほどもちょっと話しましたが，記憶障害だけの状態，いわゆる軽度認知障害 mild cognitive impairment（MCI）の段階というのをどう考えるか。これはもともとアメリカのメイヨークリニックのピーターセン（Ronald C Petersen）[8]が言い出して，今では誰でも知っているような概念になってきていると思います。いろいろ賛否があると思いますが，山鳥先生，何かお考えはありますか。

山鳥　私は経験がないのです。東北大で一緒の研究室にいた目黒謙一君が

表 2-1　DSM-Ⅳ-TR による認知症の分類

- アルツハイマー型認知症（Dementia of the Alzheimer's type）
- 血管性認知症（Vascular Dementia）
- 他の一般身体疾患による認知症（Dementia Due to Other General Medical Conditions）
- 物質誘発性持続性認知症（Substance-Induced Persisting Dementia）
- 複数の病因による認知症（Dementia Due to Multiple Etiologies）
- 特定不能の認知症（Dementia Not Otherwise Specified）

American Psychiatric Association（高橋三郎，大野　裕，染矢俊幸訳）：DSM-Ⅳ-TR—精神疾患の分類と診断の手引　新訂版．医学書院，2003 より

表 2-2　DSM-Ⅳ-TR によるアルツハイマー型認知症の診断基準

A. 多彩な認知欠損の発現で，それは以下の両方により明らかにされる．
  (1) 記憶障害（新しい情報を学習したり，以前に学習した情報を想起する能力の障害）
  (2) 以下の認知障害の1つ（またはそれ以上）：
    (a) 失語（言語の障害）
    (b) 失行（運動機能が損なわれていないにもかかわらず動作を遂行する能力の障害）
    (c) 失認（感覚機能が損なわれていないにもかかわらず対象を認識または同定できないこと）
    (d) 実行機能（すなわち，計画を立てる，組織化する，順序立てる，抽象化する）の障害
B. 基準 A1 および A2 の認知欠損は，そのおのおのが，社会的または職業的機能の著しい障害を引き起こし，病前の機能水準からの著しい低下を示す．
C. 経過は，緩やかな発症と持続的な認知の低下により特徴づけられる．
D. 基準 A1 および A2 の認知欠損は，以下のいずれによるものでもない．
  (1) 記憶や認知に進行性の欠損を引き起こす他の中枢神経系疾患（例：脳血管疾患，パーキンソン病，ハンチントン病，硬膜下血腫，正常圧水頭症，脳腫瘍）
  (2) 認知症を引き起こすことが知られている全身性疾患（例：甲状腺機能低下症，ビタミン B_{12} または葉酸欠乏症，ニコチン酸欠乏症，高カルシウム血症，神経梅毒，HIV 感染症）
  (3) 物質誘発性の疾患
E. その欠損はせん妄の経過中にのみ現れるものではない．
F. その障害は他のⅠ軸の疾患（例：大うつ病性障害，統合失調症）ではうまく説明されない．

American Psychiatric Association（高橋三郎，大野　裕，染矢俊幸訳）：DSM-Ⅳ-TR—精神疾患の分類と診断の手引　新訂版．医学書院，2003 より引用一部改変

随分やっていたので，知っているといえば知っていますが，個人的な経験，自分の日常臨床の中で一度も使ったことのない概念なので，そういう意味ではあまり知らない。先生のお考えをどうぞおっしゃってください。

三村 この概念をどう考えるかというのはともかく，例えば物忘れ外来などをやっていて，「自分は物忘れをよくするのだけれども，認知症ではないか。心配なので調べてほしい」と自分から言ってくる患者さんが，今たくさんいることは事実ですね。そういう人たちの中のごく一部は，本当はそれほど物忘れしておらず，例えば癌ではないのだけれどもそう思い込むのと同じように，心配性で，ある意味で過度に自分の記憶に対して心気症的に思い込んでいる人もいて，特殊な心気症とか健忘恐怖症みたいにとらえられるかもしれません。しかし，そういう人はごく少ない。多くの方は多少の物忘れがあるのは事実で，それに対して自分なりにそういう病識を持っていて，一部の人は経過を見ていると間違いなく認知症に移行していく。だから，今後それが本当に認知症になっていってしまいそうかどうかということを，ある程度こちらでもきちんと説明をしてあげないといけないと考えています。河村先生はいかがですか。

河村 MCI は神経学会などでも大変注目されている概念です。早期診断，早期治療というのは非常に大切だという臨床的な背景があると思うのですが，私自身の経験は，あまり多くないのです。ただ，経験したことは何例かあります。よく言われているように，その段階から，塩酸ドネペジルの投与などの治療を開始するわけです。やがてアルツハイマー病になってしまう人と，ならないでそのままとどまる人と両方いると思います。

三村 考えてみると，MCI の人が皆アルツハイマー病になるわけではなくて，もちろんその他のいろいろな認知症性疾患になりうるということがまずあるし，そもそも必ずしも認知症になるとは限らないわけです。逆にアルツハイマー病についても，あるところから急になるというわけではないので，その前段階とか中間段階は必ずあると思うのですね。ですから，前はこの段階になったら病院に来たという人たちが，今はそれより1年，2年ないしは5年くらい前の段階で，病院に来ている可能性は十分あると

思うのです．私の物忘れ外来にいらっしゃる患者さんは大きく分けると両極端です．一群は精神症状や行動障害が著しく，精神科の入院や薬物療法を必要とする人たち，もう一群はごく初期の記憶障害が前景の人たちです．後者のうち半分くらいはむしろMCIです．ですから，そういう意味でそのグレーゾーンの人たちはやはり現実にたくさんいると思うし，実際に病院に来る割合も高くなってきている．大体，これまでのどの調査でみても，MCIの人たちは8人に1人，12%くらいの割合でMCIからアルツハイマー病ないし認知症に移行するといわれています[8]．

河村 12%くらい．私が思っていたより少ないですね．

三村 しかし，1年間で12%ですから，その確率で考えていくと，5年間の間には相当な数になる．1年間でだいたい1割くらいの人が認知症化する，一方で9割くらいの人は認知症化しないということがあったとき，それをどうとらえるかという問題ですね．それを多いと見るか，少ないと見るかというのはあると思います．いずれにしても，先ほど先生がおっしゃったようにそういう人が現実に進行するのかどうか．

河村 ならない人はもう数年そのままです．

三村 そうですね．MCIのまま進まない人もいるし，あるいはMCIというのは横断的な状態像の診断ですから，逆に正常範囲に戻ってしまうというか，一時的に問題があっても，それが消えてしまうとか，改善してしまう人も中にはいると思います．しかし一般的には，進行していって，認知症化が徐々に進展していく人が少なくない．MCIの人の脳の多くはすでにアルツハイマー様の病理変化があるともいわれています[9]．

加齢に伴う物忘れとMCI

山鳥 難しい概念ですよね．テストでしか拾い出せない．行動だけを見てもよくわからない診断概念ですよね．

三村 だから逆に言うと，行動面では出ない．つまり日常生活は保たれる．先ほど話題になった社会的な部分も保たれる．ADLも保たれていて，車の運転みたいなこともできるという状態です．ただ，検査をすると一定

レベルに記憶力が落ちているのがわかる。

山鳥 データベースとしてではなく，私自身とか，私の周囲，家族とか，同年齢の近所の人とか，いろいろつき合っている老人をみていると，必ず確実に記憶の問題というのは出てきているのですよね。加齢に伴って起こっているある種の"へばり"みたいなタイプの記憶の問題と，MCIでとらえようとしている記憶の問題というのは違うのですか。

三村 違うということになっていますが，そこが一番難しいところだと思うのです。つまり先生がおっしゃったような，正常な加齢に伴う物忘れというのは，いろいろな呼び方というか，昔クラール（VA Kral）たち[10]が言った良性の物忘れとか，そういう概念があって…。

山鳥 それは必ずありますよね。60歳の人間は50歳の人間に比べて，必ずやはりいろいろ物忘れ現象がある。60歳と70歳と比べれば，やはり70歳はいろいろそういう物忘れ現象が増えているという，そういうタイプをいわゆる良性の物忘れというのか，年齢相応というのか。そういう問題とMCIとの質の違いですよね。

三村 年齢相応の良性の物忘れからMCIを経て，認知症が顕在化した物忘れという段階に移行していくのだとは思います。中間段階にあるMCIをどう考えるかというと，さきほどの社会性ということともつながるかもしれないですけれども，まわりから見て物忘れをしているということが重要なように思います。つまり，「お母さん，前と違う。物忘れがひどい」という家族の気づきがポイントになる。

MCI研究のこれから

河村 認知症初期の研究で私が面白いと思っているのは，記憶だけでなく嗅覚機能を見ているところですね。例えばアルツハイマー病であればさまざまな認知機能が障害されるわけですが，嗅覚は初期からやられますね。そういう研究[11]はこのごろ多いですが，これは診断に役に立つのではないかな。

三村 そうですね。アルツハイマー病は内嗅皮質の障害が初期からありま

すので，我々も昭和大学生理学教室の本間生夫教授のグループとアルツハイマー病の嗅覚に関する電気生理学的検討を今やっています。ですから，MCI の研究と関連して，認知症の最初期の症状とか所見をどうやってとらえるかということも必要だと思うのですね。

河村 それは医療的には大事なことでしょう。

三村 そう思いますね。MCI の人たちをその段階で食いとめて，認知症化するのを防ぐことができれば，それは社会経済的な効果も非常に大きいと思うのです。実際そのような視点からかなり大規模な研究がなされてきています。

河村 MCI はそういう意味での概念として大切で，あまり脳の機能がどうとか，そういう問題は関係ないのかと思っていたのですが，そうでもないのですか。

三村 脳の機能とも関係すると私は思います。例えば，どういう MCI の人が認知症化するのかを考えたとき，MCI の中でも亜群があって，進む人と，そうでない人では脳の働き方が，同じ MCI であっても違うのだという考え方はできると思います。MCI の研究ではっきり言われているのは，例えば神経心理学的な検査については，これは大体 1990 年代の後半から 2000 年代の最近までの大規模研究があって，一部の検査が明らかに MCI の認知症化の予後を予測しうるということになっています[12,13]。どういう検査かというと，それは 1 つは要するに難しい記憶の検査ですね。だから，結局山鳥先生がおっしゃるように普通には検出できない。つまり，誰でも皆が満点をとるような長谷川式とか MMSE といった検査についてはもともと MCI の人はできるわけですけれども，むしろ普通の人でも 70 点とか 80 点くらいになる検査をやってみると，そこで差が出てくる。このような難しい記憶の検査が 1 つの指標にはなると考えられている。

　それからもう 1 つは，先ほど話のあったような前頭葉機能とか，あるいは実行機能と呼ばれるような領域の検査の点数が落ちている人は進行しやすいと考えられている。

山鳥 だから，三村先生の臨床の実践から言うと，MCI というのは非常

に臨床的に有効な概念だというとらえ方でいいのですね。

三村 そう思います。他には，MCI を画像で評価して，進行する MCI の場合は，そうでない場合に比べて後部帯状回とか楔前部とかの脳血流が低下しているということは言われています[14]。また，最近はアミロイドのイメージングによって，アルツハイマー病化するプロセスの初期の段階を MCI としてとらえることができるようになって，記憶障害をアミロイドの蓄積という病理学的な変化ともつなげて考えられるようになってきている[15]。しかし，例えば薬物療法とか，あるいは非薬物療法によって進行を MCI の段階で抑えることができるかというのはまだ未解決の問題です。

意味記憶の障害（意味性認知症）

河村 三村先生，意味記憶障害の研究は今まであるのですか。

三村 意味記憶を障害された患者さんは多くみていますが，研究的にかかわって特に印象に残っているのは，認知症ではなく，ヘルペス脳炎の患者です。食べ物とか生物とか特定の領域だけが障害されたという患者さんでした[16]。特に障害が強かったのは，食べ物ですね。

河村 色とかは。

三村 そういうのはなかったですね。

河村 では，ピック病と似ていますね。

三村 ヘルペス脳炎とピック病の意味性認知症の場合というのは似ていると思いますが，若干違うと思います。意味性認知症の場合は，もう少し意味の領域が特定の形で障害される。特定というのは意味記憶全部というか。だから，意味システムの障害は意味性認知症の場合のほうが顕著だと思います。ヘルペス脳炎は患者さんによって病変の拡がりに結構バリエーションがありますから，障害の強い場合と弱い場合があると思います。

河村 生物概念と言いますが，どんな生物ですか。

三村 特に障害が強かったのは，動植物のうち，どちらかというと頻度の

低い概念ですね。例えば虫とか草とか。

意味記憶障害と語義失語の違い

山鳥 意味記憶障害は記憶の障害，一方で語義失語は言語の障害に位置づけられていますけれども，意味記憶障害と語義失語は，概念的にどう違うのか整理をしていただけますか。

三村 語義失語というのは基本的には優位半球，つまり左の側頭葉の病変によって生じてくる。語義の障害に代表されるので言語性の症状ということになりますけれども，物品とか概念全体に対しての意味の障害ということですから，それを意味記憶という総体でとらえれば記憶障害の中に入ってくる。小阪先生も左右の頻度を報告しておられるように[17]，ピック病の意味性認知症は多くの場合は左優位で障害されますから，その意味では左の言語に関する症状がメインで出てくることが圧倒的に多いのです。中には右の側頭葉の障害によって，特殊な意味記憶の障害が前景に立つようなタイプもあって，その場合には語義失語の病像はとらないということになります。つまり言葉の意味は保たれると。言葉ではなく，例えば人の顔や建物といったものの意味が失われるタイプもあって，広い意味での意味性認知症の中の左優位で側頭葉萎縮が起きてくるタイプが語義失語であると理解しています。

河村 それは意味性認知症と同じなのですか。

三村 語義失語は意味性認知症の中に入るのではないでしょうか。その左優位型のタイプに。

山鳥 おそらく広い意味では同じという先生のご意見のとおりだと思うけれども，細かく言うと，違う文脈で使える場合もあると思うのですね。語義失語というときは，つまり失語からの文脈で単語に関してその音は拾えているけれども，意味はわからないという場合に語義失語という言葉が歴史的に出てきているわけですね。でも，先生がおっしゃっていることだけれども，意味記憶の場合はあまり言語は関係なく，見ても触ってもわからない，全部合わせてわからないという場合が，実はあるんですね。それは

本当の「意味」の障害。そういうのもあるので、基本的には似ているけれども、細かいところでは言語的な概念としての語義失語と認知概念としての意味失認みたいなものとは、微妙に違う点もあるかもしれませんね。まったく同じかどうかは、ちょっとわからない点はあると思います。

三村 同じというよりは、語義失語というのは語義にあくまでも特化した問題であって、臨床的に単語の意味がわからないということで語義失語だと思っている患者さんが、よく診ると、語義に限らず、より広い、言葉によらない意味の障害もあるということだと思います。失語という観点から、より語義に関連した障害としてとらえているのが語義失語という表現だと私は思っています。

河村 わかりにくいところですね。片方は失語で、片方は認知症ですからね。

三村 そうすると、語義失語イコール意味性認知症ということですか。

河村 いや、今、三村先生が意味性認知症のほうが少し広くて、語義失語はその一部と言われたけれども、語義失語というのは、極めてドラスティックな症状で、特に田邉先生の『痴呆の症候学』[18]に付いているCD-ROMの動画などを見ると、一般の神経内科医でも結構診断できるようなものですよね。語義失語ではないかというコンサルテーションがよくあるのです。典型的語義失語の場合もあれば、よく診れば違うのかもしれないけれども、画像所見で側頭葉萎縮のパターンは典型的でも、もう少し広い内容を持った認知症である場合とがあるのですけれど、三村先生はそういうご経験はないですか。

三村 典型的な語義失語のある、側頭葉萎縮を呈する病気ではなくて、という意味ですか。

河村 そうです。

山鳥 一番わかりやすい区別の仕方は、ちょっと極端になるけれども、語義失語というのは井村恒郎先生[19]から出てきた流れで、基本的には単語の意味の問題ですよね。でも、意味記憶というのは、これも言語性の意味だけれども、言語使用に必要な記憶と定義していて知識一般をカバーしてい

ます。タルヴィング（Endel Tulving）[20]が出してきた概念ですよね。だから，微妙に違うところがある。細かく言ってしまうと同じになるけれども。私はもっと全然違うことを考えています。私が考えている意味記憶は，脱線してしまうかもしれないけれども，タルヴィングの考えとは少しずれていて，「これは茶碗ですか？」と言われてもそれが何かわからないと。でも見たら，わかる。これは語義失語ですね。一方，「これ何？」と言われて，見ても，触っても，聞いても，名前を言われてもわからないという症例があって，私は実際そういう症例を論文にもしていますけれども，そういうのが本当の意味での意味記憶障害で，微妙に違うと思う。だから，言葉は区別しておいておいたほうがいいと思う。語義失語と意味性認知症と同じ面も多いけれども，違う点も結構あるのではないかと思います。

三村 そうですね。だから，語義失語という表現をするときには，やはり意味記憶の中の言語的な側面，特に単語に対する意味記憶に特化して，表現していると考えたほうがいいのではないかとは思うのです。

河村 理屈としてはわかります。先生が具体的におっしゃったようにmulti-modalに障害されているということはよくわかるのですけれども，しばしば語義失語と意味記憶障害が同じなのか，違うのかという質問を受けるので，明解に答えたいなと思っています。

山鳥 「意味とは何ぞや」というところからですね。意味というのは神経実態があるものなのか，という問題になるから難しい。実際には具体的な症例で，「これ，どっちが悪いの？」と言われたら，それは難しいですね。語の意味がやられているのか，そもそも語に関係なく対象の意味が失われているのか，という差ですから。具体的な区別というのは難しい点はあると思います。タルヴィングが言っている意味記憶は，私が今言ったのとはちょっと違うのですけれどもね。出来事に対して，概念体系の記憶障害ですよね。

語義失語は日本特有？

―― 田邉先生が三村先生と対談で話したかったと言っていたことの1つに，語義失語がありますよね。

山鳥 田邉先生は語義失語が好きだった。昔からこだわっていましたね。「あいつの言う語義失語は違う」とか「ほかの奴は知らん。俺が教えてやる」という雰囲気もあったね(笑)。

河村 実は最後に会った日に質問をしたのです。語義失語と意味性認知症と同じなのか，違うのか，教えてほしいと。そうしたら，「これを読めばわかる」と言って，『老年精神医学』に投稿したばかりの論文原稿[21]のコピーを私にくれたのです。でも，読んでもわからない。だから，聞きたかったのです。小森憲治郎先生が，第32回高次脳機能障害学会でそのテーマを扱いました。田邉先生のお考えと類似している可能性はあるので，多分そこでも述べられたと思います[22]。実はこのテーマで，Annual Review の原稿[23]の依頼があったのです。中外医学社で，もう出版されています。随分勉強したのだけれども，最後ギブアップしてわからなくなりました。同じか，違うか，わからない。田邉先生の論文を読んでも，わからない。

山鳥 意味性認知症というのは，ヨーロッパでは語義失語とほとんど同義に使われているでしょう。だから，余計わからない点があるのではないですか。意味性認知症という概念が変だから，語義失語もわからないということになっているけれども，語義失語の概念は井村先生以来非常にしっかりしたものがあると思う。それを意味性認知症という後から出た概念が取り込んだりするので，余計わからない点が出る。

そもそもが漢字という特殊な日本文字の使い方があって見つけ出された事実ですよね。患者は漢字の意味を飛ばし，漢字を音としてしか読まない。だから，意味がわかって漢字を理解して，それであてずっぽうで読むというのと逆で，漢字の形から音は引っ張り出すのだけれども，意味が飛んでいる。音のレベルと意味のレベルとがあるわけだけれども，音のレベルは働いているのだけれども，そこから下へ降りないという現象ですよ

ね。発表は，戦中の1943年です。第二次大戦の真っ最中に日本精神神経学会の演題報告として「失語―日本語における特性―」というテーマで報告されている[19]。これは戦後しばらくしてドイツ語で，ほかの国にも紹介されました。紹介者はパンゼ（Panse）と霜山（Shimoyama）です[24]。

河村 その後70年代に，笹沼澄子先生がNeurologyに語義失語と発表した[25]。

山鳥 パンゼと霜山が井村先生の仕事を海外へ報告したのは1955年です。あの症状は患者に字を読んでもらう，書いてもらう，という作業のなかで見つけ出された。単に単語だけ聞いていれば，単に失語で終わってしまう。意味がわからない，失語で終わり。あるいは繰り返しができるので，単純に超皮質性失語ということになるわけだけれども，漢字で書いてもらったり，読んでもらっていると，「え？ これは？」ということなのですね。

三村 その意味では，語義失語というのは語の意味的な理解が障害される。それが日本語の言語体系の中では，特に抽出されやすかったし，今でも日本語で目立つ障害であることは間違いないと思うのです。それと意味性認知症というのは先ほど山鳥先生がおっしゃったように，少し後から出てきた概念で，語義失語を抱合しようとしているようなところがあるので，もう少し広い部分も含めて考えていいのではないかと思っています。

auditor A* 私は論文で経緯を追っただけなのですけれど，先ほど山鳥先生がおっしゃったように井村先生[19]が脳出血例の言語症状をお調べになって，その中の失語症状の一覧の中の1つに語義失語が入っていたのですね。それは語の意味がわからないとか，より広いもの，概念系の語義の問題としてとらえられています。失語研究から始まっているので，語の概念の障害ということが問題の中心で，笹沼先生がNeurologyで報告されたときにも，漢字の読みとか，言語的な側面からのアプローチが中心でした[25]。意味記憶については，タルヴィング[20]ですとか，ワリントン（Eliz-

---

* 鼎談当日，昭和大学神経内科の研究生3名（auditor A, B, C）が同席していた。

abeth Warrington)[26]がアプローチしたと思うのですけれども，物を見て，何だかわからないとか，目で見ても，音を聞いてもわからないし，もちろん言葉で言ってもわからないという障害です．つまりそれぞれ全然別のほうから研究が出されていたところで，意味性認知症と語義失語が合流をしたわけです．最初に意味性認知症という言葉で紹介したのは，ホッジス（John Hodges）らのグループが言い出したのですけれども[27]，意味性認知症として記載されているときには，もちろん語義失語のような症状，失語症状，特にネーミングの障害がよく出ます．まずそれが大事な症状として出てはいるのですが，それと同時に意味性認知症では，非言語的な，言葉によらない部分の障害もあるということが，記載されていて，そういったときに意味記憶障害と語義失語両方の症状があるのですけれども，結局出自が違うというところがあって，ここがこう違うというのは分けにくいという結論になったのです．

河村 以前，小森憲治郎先生が第12回神経精神医学会で，そのテーマで話したでしょう．あれはどういうポイントだったのですか．

auditor B あのときは，多分症状の強さが違うという感じで，語だけに限局されている人もいるし，もう少し広い概念で障害されている人もいるし，その障害のされ方の程度によって違うのだというお話をされていたと思います．それと語義失語で発症した意味性認知症と考えられる左優位の側頭葉の萎縮の人が，経過をみているうちに，もう少し広い概念の障害が起こってくるということもお話しされていたと思います．

河村 語義失語は必ず意味性認知症になるわけですか．

auditor B それは，ちょっとわからなかったのですけれども．ただ，語義失語で経過をみていて，意味性認知症というか，意味記憶の広い概念の障害になってくるような症例で，小森先生が言われたのでちょっと興味深かったのは，途中経過で失行みたいな症状が出てくる人が結構いるのですね．

河村 それは右半球が萎縮しているという…．

auditor B そうですね．

河村 でも，それも今後の問題ですね。

三村 それは左の頭頂葉の障害による典型的な失行とは，またちょっと違うと思うのですね。道具の使い方の問題ですね。

auditor B 道具の使い方がわからない。興味深かったのは，大工さんなのですけれども，ノコギリの使い方がわからなくなってしまったという症状が出た人がいました。

三村 やはり意味記憶というか知識の範囲での障害が変性疾患によって広がってくれば，そういう現象は当然起きてくると思うし，逆に血管障害とか外傷とか停止性の例での語義失語というのは，それ以上ほかの意味の領域に障害が広がらないことも，当然ありうると思います。意味性認知症は変性疾患の症状の概念のとらえ方としてあるわけで，そういう意味ではやはり意味性認知症の中に語義失語がある，語義失語の状態は意味性認知症の1つの側面をみている。多くの場合，オーバーラップするけれども，切り口は違うと考えたほうがいいような気が私はするのです。

河村 それで納得しました。私もそう思います。

検査における"ことわざの補完"の意味

auditor A 語義とか，意味記憶を検査するときに意味性認知症ではことわざの補完が使われますよね。あれは語義なのか，意味記憶なのか，何をみていることになるのでしょうか。どういう意図であれをやっているのか時々疑問になるのですけれども。

山鳥 それは患者さんの状態が1人ひとり，多分違うと思います。そのときの患者さんの状態で，意味がまったくわからなくて補完している場合と，意味がわかって補完している場合があると思うのですね。その点は押さえていく必要があります。その症状だけが，どういう意味を持っているということは言えないのではないですかね。

三村 今の質問は，補完はできるのに意味がわからない場合は，どういうことなのか。そういうお尋ねですか。

auditor A ある症例が意味性認知症かどうか調べるというときに，この

人はことわざの補完ができましたとか，できませんでしたということが報告書に書かれていたり，診断基準のような感じで入っていたりするのですけれども，あれはどれくらい意味があるかなという感じがあって，つまり言葉の補完できたから，何なのだろうというのが。あるいはできなかったら，何の障害があるかというのが，ちょっとわからないのです。

山鳥 それだけとって考えたら，わからないと思いますね。ほかの語義失語の症状と合わせて，これもできなかったということだと思いますからね。その分だけで解釈しようとすると，それはちょっと難しいと思います。

河村 現在私たちが経験している患者さんですが，意味記憶の障害がかなり強いのですけれども，ことわざの補完はできる。つまり，このような現象をどう考えるかというのが私の1つの疑問なのです。田邉先生は言葉の補完などを強調していたでしょう。実際には，できてしまっている人も，できない人もいますよね。今，山鳥先生がお答えになったことで，よくわかりました。ケースによっていろいろあるのだなと。それは当然ですね。

記憶障害の病変部位

筋強直性ジストロフィー

三村 ほかの記憶障害についてはどうでしょうか。アルツハイマー病でなぜ記憶障害が出てくるのかという点については，いろいろな脳部位が関与することは確かだと思います。しかし，海馬の萎縮は初期から見られますので，固有海馬と海馬傍回を含めた側頭葉内側領域が健忘の責任病巣としては最も重要な部位の1つであろうということはいいと思うのですが。

山鳥 河村先生，扁桃体のことをぜひここで話してください。

河村 アルツハイマー病の扁桃体病変はあまり知らないのです。一方，海馬萎縮というのは，画像でよくとらえられます。

　最近私たちが注目しているのは，筋強直性ジストロフィー（myotonic

dystrophy）という病気です．もちろん神経内科医であれば誰でも知っている病気で，筋強直という独特の症状があって，それから若禿げにみられるように，内分泌障害を呈する．ジストロフィーという言葉が使われているので，筋ジストロフィーと誤解されていることもあるのですけれども，別な病気です．遺伝子が同定されて，CTG 塩基配列のリピートの異常であることまで解明されています．性格が偏っているとか，それから認知症があるとかということは，19 世紀の初め，病気が発見された当初から注目されているのですね．アディー（William John Adie）によるものとか，かなり詳しい神経学的な検討[28]もあるのですけれども，中枢病変は最近までほとんど注目されておらず，だいたいはアルツハイマー変化と言われていたらしいのです．このごろ複数例を経験して診てみると，MRI で明らかに脳に異常がありました．側頭葉から島の皮質下，それから前頭葉眼窩部にかけて，両側性に大脳白質の T2 高信号域がある．病理像を調べると，海馬と扁桃体にアルツハイマー病に見られる神経原線維変化が多く認められます．10 例ぐらい経験していますけれども，認知機能検査をやりますと，明らかに異常があって，表情認知障害がみられます．それから嗅覚の障害がある．その一方で，意思決定機能は割にいいのです．いずれにしても認知障害のパターンは扁桃体が障害されているパターンで，いわゆる知能障害ではないのですね．もっと広い意味での behavior の変化があることが徐々にわかってきているところです．

山鳥 それは家族とか，仲間が見ていても，行動異常が目立つタイプですかね．「あの人，変だな」と．

河村 そうです．それで変わり者と見られていることが多いのですけれども，実際に一般人とは少し異なった雰囲気をお持ちです．その他の性格の特徴は，何でしたか．

auditor A 共感性が落ちるとかですね．それから損害回避傾向があります．

山鳥 それは知能が高いからですか．

auditor A 知能と関係ないと思います．

山鳥　損害を避けるのは，賢いということではないのですか。
auditor A　あくまで性格的なものですので，知能が高くても損害を避けない人もいるかもしれません。
河村　筋強直性ジストロフィーのMRI病変は，かなりはっきりしている。この疾患は筋肉の病気が主徴なので脳のMRIは，一般的には撮りません。最初に撮った人は偉いと思います。側頭葉病変の強い人ほど認知機能障害が強い。リピート数と，必ずしも正比例ではないという説もありますが，私たちの検証ではかなり比例するという結果です。
三村　海馬の損傷は…。
河村　一応あります。筋疾患と思われていた病気にも，脳に病気があったということは大切な点です。
三村　筋疾患ととらえられたものが，やはり中枢神経系にある程度系統的な障害が起きていることは確かなのですね。しかも，扁桃体から眼窩部のあたりが問題と。
河村　いわゆるヤコブレフ（Yakovlev）の回路と言われているところプラス扁桃体が限局性にやられている。そういうことです。

ヤコブレフの回路は間違い？

山鳥　話が脱線するけれども，ヤコブレフの回路というのは多分間違いではないかと思うのですね。『記憶の神経心理学』[1]に書いていますけれどもね。ヤコブレフを幾ら調べてもそういう回路は出てこないのですよ。リビングストン（KE Livingston）の1971年の論文[29]にヤコブレフの提唱として出ている。あのマップにあるのですね。ナウタ（Nauta）が言っている回路が基本だと思うのです。だからナウタの回路とでも呼ぶべきではないかなとちょっと思ったことがあって。ヤコブレフ，いくら探しても…。リビングストンのいう1948年のヤコブレフ論文にはそんなこと書いてない。ひょっとしたら，あるかもしれないのですが。
河村　石塚典生先生たちはヤコブレフ・ナウタの回路と呼んでいます[30]。
山鳥　多分間違いはないのだろうとは思ったのだけれども，なかなか探せ

ないので。リビングストンのは，ヤコブレフともちろん書いているわけですけれどもね。

河村 厳密に言えば，ヤコブレフ・ナウタのサーキットと言ったほうがいいかもしれない。

山鳥 ナウタがきちっとサーキットとして書いていますね。

河村 ただ，ヤコブレフも明らかに同じことを考えていたと思います。

山鳥 間違っているわけはないのですね。それにしても，ちょっと変だと思って。

河村 だから，日本で有名なほどには欧米では使われていないというのが本当だと思います。ただ，間違ったのは記憶回路として書いてありますから，ここは情動回路ですから違うのですけれども，そんなにとやかく山鳥先生や岩田誠先生が言うほど間違いがあるわけでなくて。

山鳥 ただ単に疑問を書いただけなのです。

河村 でも，岩田先生（武田貴裕先生[30]）たちのは，かなり批判的ですから。

三村 確かに岩田先生の論文では批判的に書いてありますね。

山鳥 2007年。割合新しい。

河村 でも，岩田先生と山鳥先生が同時に気づかれているのだから，やはりちょっと注意しなければいけないでしょうね。

山鳥 ちゃんとペーパーにしているのですね。

河村 それとパーペッツ（Papez）の回路の話も大事だと思うのですけれども，その辺を解説していただけると…。

三村 パーペッツの回路もヤコブレフの回路も，外側系，内側系という区分はあるにしても，今日ではもう情動回路と記憶回路という区分はできないですよね。両方とも情動にも記憶にも関連していて，どちらが損傷されても記憶障害がみられる。純粋の健忘症候群の病態であったとしてもパーペッツ，ヤコブレフ，いずれの回路の損傷でも出てくることは確かだと思います。そういう中で，例えば扁桃体の限局損傷と，海馬の限局損傷では臨床像が違うということは多く報告されています。それからアルツハイ

マー病などでも，例えば森悦朗先生の阪神大震災のお仕事[31]とかをみても，情動系の負荷によって海馬や扁桃体が記憶痕跡の保持に果たす役割が異なるということはあるのだと思います。
—— 森先生のお仕事というのは…。
auditor A 被災者に，「被災したときのことを覚えているか」という記憶テストをやったのです。そういう記憶は怖い思いをした，という意味で，情動的な負荷が高い。普通は情動的な負荷が高いと，よく覚えているのです。ところがアルツハイマー病でも，そのときのことは覚えている。
山鳥 覚えているというのが，ポイントの1つです。
河村 素晴らしい研究です。情動記憶というものの存在を明示した。

海馬の障害

山鳥 海馬の損傷なのか，海馬傍回の損傷なのかという問題もあるのだけれども，アルツハイマー病なんかの記憶障害についてはどうですか。
三村 やはり固有海馬というよりは海馬傍回まで含んでいると考えるのが自然だと思います。逆に局在性の脳損傷例で考えても，海馬に限局性の例というのは本当に少ないし，固有海馬だけで記憶障害が起きるというよりは，海馬傍回の問題が指摘されています。アルツハイマー病でも内嗅皮質などの障害が必ず出てきますし，それがないと記憶障害は顕在化しにくいだろうと思います。
山鳥 そういう感じは，私たちもしていたのです。
三村 あとは，固有海馬ないし海馬傍回を含めて側頭内側部の領域と，後部帯状回とか楔前部とかの頭頂葉内側領域との関連をどう考えるかというのが臨床的には大きな問題だと思うのです。これは画像診断でよく言われていることですけれども，初期のアルツハイマー病やMCIでは，脳MRIを撮ると，側頭葉の内側領域の萎縮が脳MRIで目立つ一方で，血流の低下はそこにはあまり描出されない。逆に後部帯状回とか，楔前部のほうは血流低下が初期から目立っている。さきほど河村先生がおっしゃったような嗅覚系で最初に検出されるような問題が，内嗅皮質から海馬，海馬傍回

に広がっていって，おそらくそれは神経原性変化および老人斑の病変と関連して，細胞脱落も起きて，コネクションによって後部帯状回や楔前部の血流低下を起こしているのだろうと考えられます。

後部帯状回の病変の症状

河村　後部帯状回の病変の症状というのは，何なのですか。例えば，池田学先生が物盗られ妄想の責任病巣とかおっしゃっていたのを聞いたことがありますけれど。

三村　物盗られ妄想のあるアルツハイマー病の患者さんでは，右の頭頂葉内側後方領域の血流が低下していたと報告しています[32]。この領域の障害による気づきや注意の低下が物盗られ妄想と関係するのではないかと考察しています。私も個人的に後部帯状回とか楔前部は，かなり面白い領域だと思うのです。この領域は記憶ともつながるし，自己意識の問題ともつながる。そういうことで言うと，自分の置かれている状態に関しての記憶系とつながっている，過去から現在に関しての自己意識的な記憶と密接につながっている領域なのではないかと思っています。この点は，山鳥先生はあまり賛成ではないかもしれませんが。いずれにしても，その観点から言うと，物盗られ妄想のような症状が，その領域と関連しているということはあり得るのではないかと思うのですね。

河村　ボディイメージの中枢だという考え方，ありますからね。

三村　脳は前頭葉にしても頭頂葉にしても，内側領域と外側領域というのは多分ある程度機能分化して働いていて，外側領域はより外界に対して開かれており，外界からの知覚を受けて働くと思うし，それが内側領域に関しては，一部島回なんかもそういうところを含んでいると思いますが，自分の内的な状態や体内モニタリングに関しての情報を受けて，個人的な記憶とか意識とつながっているということはありうるのではないかと考えています。

言語障害を考える

認知症における言語障害の頻度

三村 アルツハイマー病の言語障害ないし失語症を考えた場合，どんな特徴があるのでしょうか。基本的にアルツハイマー病では，非流暢になることは非常に少ないと思うのですが。まったくない，という人もいますけれども。

山鳥 私の経験でも，「まったく」はつかなくても，確かにあまりないという印象は持っていましたね。

河村 私の経験でもそうですね。ただ，PPA で非流暢のレビューをしたことがあります[33]。特に発語失行 apraxia of speech についてですね。剖検文献例が 20 例くらいあるのですけれども，ピック病や CBD ではなく，病理所見としてはアルツハイマー病が一番多いのですよ。だから，現実には，アルツハイマー病で非流暢になることがあるのだと思います。ただ，文献例であって，もともと珍しいから発表されていることを考えると，バイアスはありますが。

山鳥 病理から考えるのではなくて，臨床で診ている感じでは基本的には流暢だし，言語に関してはあまり問題ありませんよね。

河村 全然問題ない人も結構多いのではないですか。失語症がないアルツハイマー病。

山鳥 どちらかというと，書字のほうが，問題あるのではないですか。

三村 言語に関して臨床的には問題ない人が多いと思うのですけれども，あまり調べられていないようにも思うのです。ですから，例えば物の名前が出てこない語健忘を認めるという人は結構いるのではないかと思いますが…。

河村 それは普通ではないですか。

山鳥 つまり三村先生の言いたいのは，会話の能力は落ちていないけれど

も，詳しく調べれば失語症の症状が出てくるということですよね。
三村 はい。そういう意味で，アルツハイマー病の失語のタイプ分けをするとすれば，健忘性失語か，ないしは超皮質性失語かという話だと思います。しかし，例えば典型的なウェルニッケ失語とか，あるいはさきほど河村先生がおっしゃったような non-fluent PPA でも，剖検例からアルツハイマー病であったケースが多いのならば，臨床でも出てくるはずではないかと思います。
河村 探せば，あるかもしれませんけれどもね。
三村 でも，あまり経験しないですよね。
河村 アルツハイマー病というのは60歳ぐらいの人では，10人に1人がなる病気でしょう。とても多い病気です。それもあってさまざまな臨床病態がある。本当はまだわかっていない部分もたくさんあるのではないでしょうか。ウェルニッケ失語を呈するケースもきっとあると思います。
三村 私自身はそういうことで，アルツハイマー病で流暢型の失語になっていて，話がまとまらない印象を受ける人がいても，典型的なウェルニッケ失語というよりはもう少し軽いというか，限局的な血管病変の例に比べると，そこそこコミュニケーションもできるケースのほうが圧倒的に多い気がします。
河村 それは連合野が最初に障害されているということだからでしょうね。超皮質性失語と一致する。ウェルニッケ失語とかブローカ失語とかは少ないのでしょうね。

原発性進行性失語（PPA）

三村 一方で，PPA というのは，メズラム（Mercel Mesulam[34]）がはじめに緩徐進行性失語（slowly progressive aphasia）と言って，その後ワイントローブ（Sandra Weintraub[35]）が PPA とまとめた概念は，流暢と非流暢を合わせた臨床概念だと思います。今日，変性疾患との関連で PPA としてまとめられているのは非流暢のタイプで，非アルツハイマー型認知症というか，FTLD の中の1つのタイプとして位置づけられています[36]

表 2-3　前頭側頭葉変性症（FTLD）の分類

・前頭側頭型認知症（frontotemporal dementia；FTD）
・進行性非流暢性失語（progressive nonfluent aphasia；PA）
・意味性認知症（semantic dementia；SD）

（表 2-3）。

山鳥　これはどのくらいの頻度なのですか。例えばアルツハイマー病よりはうんと少ないかとか…。

三村　ずっと少ないですね。ただ，明らかに non-fluent PPA だと思われるケースの経験は私自身も結構あります。

山鳥　進行の速度というのは，症例で大分違うのですか。それとも割合共通パターンがあるのですか。年数とか。

三村　比較的進行は速いです。

山鳥　この診断基準は認知症が出てくる前の失語症を 2 年ととるのですか。もっと長いのですか。

三村　いや，もっと短くていいのではないでしょうか。1 年で一応いいのではないですかね。ただ，そのとらえ方が難しいというか，多くの場合，病院に来たときには多少なりともほかの問題がありますので…。

山鳥　進んでいるはずですよね。

三村　ほかの症状が出てきてからは，かなり経過は速いと考えられています。

山鳥　河村先生は文献に強いですが，こうやってメズラムが報告する前に古い文献でこういうことを言っている人はないのですか。

河村　1 つだけ思い出されるのは，音楽家のモーリス・ラヴェルがこれだったということですね[37]。もちろん PPA とかいうふうには言っていない。

山鳥　疾患単位として，だれかがとらえたということはなかったわけですね。

河村　ないですね。メズラム以降しかないです。

山鳥　そういう意味では，よくみつけましたね。

発達性サヴァン

ラヴェル
──　最近，ラヴェルはピック病だったという説が出たそうです。
河村　そうしたら，PPA というのは当たっていますね。でも，すごいのですよ。発症した後にほとんどしゃべれなくなっているのに，その後に「左手のためのピアノ協奏曲」とか，「ボレロ」とか，さまざまな名曲を作曲した。うまく話せなかったけれども，音楽活動はできた。ピアノも弾けたし，楽譜も読めたし，作曲までした。そういうのを認知症と言うのかな，という感じですよね。
三村　よく田邉先生なども，FTD で発症前と発症後で絵が違うと[18]。すごく下手になったわけではないが，非常に雰囲気の違う絵になっている。
河村　私たちも最近，European Neurology に"brain and art"というコーナーがあってそこに FTD の症例を出しましたけれども[38]，その症例は語義失語だけど，絵がうまくなってしまった。左の側頭葉が障害されて，右が hyperfunction になって，非常に精密な絵を描くようになった。明らかに病前よりうまい。
三村　うまいけれども，どこか変ということはないですか。
河村　非常に精密で，山下清みたいな絵ですね。
山鳥　田邉先生が示された絵も，そういう絵ですね。農村風景の絵なんですが，ディテールがよくなってね[18]。全体は何かちょっと抽象性が消えてしまって，という。
河村　ただ，ブルース・ミラー（Bruce Miller）の Lancet 論文[39]には，芸術性が増すと書いてあるのですね。馬の絵なんて，ものすごく芸術的なのです。
三村　芸術性が増すというのは，ある種，自閉症のような形で特殊能力が

発展して，ほかの機能が落ちるとかですね。
河村 要するに発達性のサヴァン症候群です。
三村 ですから，FTDについてもそういうことが絵の中でも起こりうるのかもしれないと思っています。そういう中で芸術性を増す場合も，作風が変わるような場合も両方あるのではないかなという気がするのです。私が先ほどお聞きしたかったのは，絵ではそういう病前後の変化というのは言われていますけれども，音楽でも，認知症，特にピック病の発症前後で，ラヴェルなんかそうなのかもしれないのですけれども，違うといったことがあるのですか。
河村 ラヴェルの晩年の作品というのは，相当評価が高いのです。ひょっとしたら芸術性が増しているかもしれない。そういう視点で，あまりとらえていないです。認知症になってしまったのに音楽活動ができたと書いてありますけれども，もしかしたら芸術性が増しているかもしれない。ラヴェルの後期の作品というのは，ちょっと雰囲気が違うのですよ。もともとはフランス学派で，すごくしゃれた作品がいくつもありますけれども，「左手のためのピアノ協奏曲」なんか，ものすごく抽象性が高い作品だと言われています。私もそう思います。ただ，モーツァルトにしてもベートーベンにしてもバッハにしても，晩年の作品には皆非常に抽象性が増すという共通点はありますね。

「押しくらまんじゅう」仮説

河村 私は，脳の機能というのは「押しくらまんじゅう」しているのではないかと思っています。例えば言語機能とか認知機能とかいろいろな機能があって，それらがせめぎあっている中で何かが障害されると，別の機能がその場所をとってしまうという，そういうとらえ方はできないでしょうか。
山鳥 十分に考えられる理論だと思います。いろいろなものが，ダイナミックに拮抗しているというのはそのとおりだろうから，何と何が拮抗しているかというのを拾い出す作業がこれからあるわけだけれども，それは

面白いですよね。

河村 だって，ベートーベンは耳が聞こえなかったでしょう。ベートーベンは，もう聴覚機能を捨てるのですね。バッハは目が見えなくなった。ですから楽譜はもう捨てるわけ。そういう感覚的には非常に不利な状態で音楽的な創造活動をしているのです。ラヴェルもそのはずです。

つまり，創造性というのは，もともとそれまでなかったものを生み出すわけだから，脳が通常状況であれば，そんなもの生まれないのではないんじゃないかと。どこか欠点がないと。目が見えない人は，電車の切符を触ってわかるでしょう。私は触っても，全然わからないですけれども。あれだって，脳に伝わっているのです。

三村 そういう意味では，認知症が発症して，外界からの情報を自分の中で処理する部分に問題が起きてきても，逆に芸術性が増すということはありえる。だから，河村先生がおっしゃったみたいに認知症になっても，芸術性が落ちないというより，逆に高まると。ただ，そういう機能がもともと何もない人はおそらくだめだと思いますよ。ある程度そういう機能を持っていた人が，それがさらに研ぎ澄まされるということはありうるかもしれないですね。

河村 私が今，大学の若い先生たちと一緒にやろうと思っていることがありまして。アルツハイマー病の責任病巣というのは後方野にあるというでしょう。そのために，社会的な認知機能が増しているのだと思います。つまり愛想がよくなると言われているけれども，そういう社会的な機能が「残存」しているのではなくて，後方が障害されるために，多分社会的認知機能を持つ前方がhyperになっているのではないかと思っています。だから，それを証明したい。あれは1つの代償機能なのではないかという仮説です。

三村 そういう形で代償しているということですね。

河村 というのは，FTDの患者さんの1例なのだけれども，視覚間機能がhyperになっていて，紙を切ると星型を切っていくのが異常に正確なのです。それから方向感覚が優れていて，散歩して，ある場所から目的地

に行くときに，さまざまな道を通っていくんです。道順機能が盛んになっている。紙を切らせますと，5対1でぴったりに切っていくのですよ。切って，切り落として，また切っていく。それを計るとちょうど5対1でぴったり。これは明らかに頭頂葉機能がhyperになっているのだと思います。

山鳥 それは面白いね。

三村 そういうのはアスペルガー症候群に似ていますね。

河村 これは慶應大学の加藤元一郎先生に指摘されたのだけれども，その患者さんのWAISを見ると，自閉症のパターンと同様だと言っていました。だから，FTDの後方野というのは残存しているというのではなくて，むしろhyperになったのではないかということを証明したいと思っています。この方については最近論文にしました[40]。

三村 それは面白いですね。非常に単純な問題として，アルツハイマー病の人の人格変化の脳基盤についても，どういう人が興奮が強くなって，すごく攻撃的になるのか，逆に好々爺みたいに人柄が丸くなるのかということもよくわかっていません。前頭葉の局在損傷でも，攻撃性が増強するケースはよくみますから，攻撃性にはおそらくは前頭葉の抑制機能低下が関与している気はします。取り繕いとかごまかしをする人というのは，逆に前頭葉機能が保たれていたりということはありうるかもしれません。

山鳥 「取り繕い」と，田邉先生が表現しているでしょう。取り繕いができるということは，河村先生流に言うと管理機能が強まったわけですね。

河村 もしかしたらそうかもしれない。

三村 少なくともある程度管理機能がないと，取り繕いすらしませんからね。

失行と失認

観念性失行

三村 私はアルツハイマー病で典型的な失行や失認をみることも少ないし，診断基準で言っている失行とか失認というのは，基本的にはむしろ強いて言えば失行性失認 apractagnosia や，あるいは視覚構成機能障害といったほうがいいのではないかと考えています．アルツハイマー病に伴って典型的・古典的な失行とか失認が出てくるケースというのは，パラパラとしかみない気がするのですが．

山鳥 アルツハイマー病で，どういうグループを診るかによるのだろうけれども，観念性失行的な要素というのがあるのではないですかね．単一では現れないけれども，系列的なことというのは，困難になってくる．確か今村徹君が姫路循環器病センターでやっていたと思うのですが，系列的な道具の使い方がかなり落ちてくるというデータを出していました[41]．

河村 私もそう思います．

auditor B ピック病の失行の話ということになると，先ほどの話で出ていた意味記憶との関連が結構あると思います．語義以外の意味記憶ということになると，使う物品の性質や特徴だとか，どう使ったらいいだろうというところや，それから実際動作をするときの動作自体の意味とか，そういうものが障害されているような症例があって，物品や動作自体に関する部分の意味記憶が障害されると，それが失行様症状として出てくるということはあると思うのです．頻度的にはそんなに多くはなくて，意味記憶障害の症状が少しひどくなったような状態ですね[42)43)]．

河村 それは失行と言っていいのですか．意味記憶障害と言ったほうがいいかもしれない．

auditor B 現象面として現れているところをとると，観念性失行に近いような状態だと思います．

河村　見かけは観念性失行に見えるわけです。ほかの検査をやると意味記憶障害と言えるのでは。
auditor B　病因から考えると，意味記憶障害ということになってしまうのかもしれません。
三村　失行という概念の中で，例えば使い方の失認や忘却という言い方をしているものもありますから，現象面としてみればやはり失行としてとらえられると思います。それが生じてくるメカニズムが今のような使用法，あるいは物品自体の意味記憶の問題に基づく場合と，そうではない場合とがあるということは，認知症の行為障害を考えるとき非常に納得できるような感じがしますね。

着衣失行

河村　あとは着衣失行が結構ありますね。
三村　そうですね。
山鳥　着衣失行も難しい症状ですね。わけがわからないところがあるからね。私は，着衣障害と言うべきだろうと思います。失行というのは，最初のリープマンの言ったのがコアだとしたら，後から加えられた構成失行とか着衣失行とか歩行失行とかは無理に失行という概念で把握しなくてもいいような気がするのですけれどもね。
河村　そこは議論の分かれるところですね。私は1例，primary progressive の着衣失行というのを経験したときから，失行として独立してよい症候概念であると思うようになりました。
三村　その人は，右半球優位で大脳萎縮が出てきて，ということですね。
河村　ほかの失行はないのです。
三村　そういうケースはどうなのでしょうか。つまり，局在性損傷例で着衣失行が出るのは，やはり右半球損傷が圧倒的に多いと思いますけれども，限局損傷の場合と，河村先生がおっしゃった進行性の右半球変性の場合とは，症候としては区別がつかないのですかね。
河村　区別がつかない。右の中大脳動脈梗塞で，やはりピュアな着衣失行

というのを 1 人診たことがあるのですけれども，その人とまったく区別できない．

三村 やはり自分と外空間，ここでは服との関係性みたいなものが障害されてくるということですね．

河村 そうですね．上肢の近位部と遠位部とを比べたのですけれども，障害程度の差はなかったですね．それから面白いのは，「帽子をかぶってごらんなさい」と言うと，しなければいけない行為内容は全部言葉で言えるのだけれども，実際には帽子がかぶれない．ああいうのは着衣失行と言っていいのではないかなと思いました．ただ，非常に数が少ないので，もっと慎重に考える必要もあります．

バリント症候群

三村 他にバリント（Bálint）症候群というのは，アルツハイマー病でも結構目にします．私はあまり血管障害による局在性の両側頭頂後頭葉損傷で生じるバリントをあまり診ていないのですが，アルツハイマー病で生じるバリントと血管障害によるバリントとは区別できるのでしょうか．先生方のお考えはどうでしょうか．

山鳥 私の思い出になりますけれども，典型的なバリント症候群を最初に経験したのは，病理所見がないからはっきりわかりませんけれども，アルツハイマー病でしたね．かなり極端で，視野をものすごく限って暗室みたいなところへ入れて，それで大きいものを持ってきても，2 つになると気がつかないのですね．かなり item specific に，1 つのアイテムに注意が行ってしまうと，後から出してきたものはどうしてもわからない．かなりはっきりしていたので，びっくりした例があります．

でも，本当に先生がおっしゃるように典型例はそうそう経験するものではないですよね．血管障害で診た例というのは，バリントの部分症状は出るけれども，3 徴がそろっているというのは，1 例しか経験した覚えはないですね．

河村 私も最初にバリントを診たのは，やはりアルツハイマー病の疑い

それは3徴，確かにそろっていました。

三村 むしろそういう意味では，アルツハイマー病といった変性疾患のほうが典型例を診るのかもしれないですけれども。

河村 両側性，対称性に障害される。

山鳥 ある時期からですよね。最初から出るものではまったくないですから。

河村 山鳥先生の画像失認の症例[44]は，血管障害ですか。

山鳥 血管障害。脳卒中です。

河村 私たちが経験して，今ちょうどEuropean Neurologyに載ったばかりの症例[45]が，やがてバリントになるのですけれども，最終的には，motor-visionだけ残って，動くものだけ認知して，今はほとんど何も見えなくなった。

三村 motor-visionが残っていたということは，割と背側系は保たれていたということですか。

河村 両方で障害されている。でもキャッチボールができるのですよ。しかし，ボールを見せてみると，全然見えない。でも，キャッチボールはできる。それが映像として雑誌に載った。だから，アルツハイマー病というか，posterior cortical atrophyと言ったほうがいいかもしれない。

三村 posterior cortical atrophy自体は，おそらくアルツハイマー病のケースが多いのではないかと思いますけれども，それ以外にもレビー小体型認知症の場合もあると思うし，それから急速なケースはクロイツフェルト・ヤコブ病 Creutzfeldt-Jacob disease（CJD）ということもあると思うのです。

河村 CJDでバリントという報告もときにあります。

三村 そういうのは本当に一時期をきちんと診ていないと…。

河村 あっという間に進んでしまいます。

相貌失認

三村 相貌失認 prosopagnosia はどうですか。

河村　私は経験ないのですけれども，多分先生はあるでしょう。primary progressive の相貌失認。

三村　はい。それはただ，意味性認知症の亜型というか，右側頭葉変性優位型ですね[46]。

河村　多分2種類あって，顔同定障害と人物同定障害でしょう。後者は，顔だけではなくて声もわからない。意味性認知症で，二次病変で。

三村　当初は顔だけですね。

山鳥　顔に関して，意味記憶障害的になっていくのですか。

三村　そうです。

河村　私は顔と声と両方わからない人は，診たことある。だから，ちょっと進んでいたのかもしれません。posterior cortical atrophy で顔だけわからない場合はアルツハイマー病が疑われて，顔と声と両方の場合は FTD 関連だと思います。

三村　ですから，顔だけわからないということであっても，posterior cortical atrophy であれば紡錘状回などに病変が進展している可能性が高い。それがおそらく意味性認知症の範囲内で起きてくれば，そこにとどまるとは思えない。意味記憶障害が全体に広がってくると思います。左から始まっても，右から始まっても，変性が進行すれば両半球の障害というか，言語性にも非言語性にも意味全体の問題というのが顕在化してくるのだと思います。

■参考文献

1) 山鳥　重：記憶の神経心理学．医学書院，2002．
2) Edelman GM : Wider than the Sky : The Phenomenal Gift of Consciousness. Yale Univ Press, 2004／冬樹純子訳：脳は空より広いか―「私」という現象を考える．草思社，2006．
3) Edelman GM : The Remembered Present : A Biological Theory of Consciousness. Basic Books, New York, 1990.
4) Edelman GM : Bright Air, Brilliant Fire : On the Matter of the Mind. Basic Books, 1992, Reprint edition 1993／金子隆芳訳：脳から心へ―心の進化の生

物学. 新曜社, 1995.
5) Chan D, Anderson V, Pijnenburg Y, et al : The clinical profile of right temporal lobe atrophy. Brain 132 : 1287-1298, 2009.
6) American Psychiatric Association（高橋三郎, 大野　裕, 染矢俊幸訳）: DSM-Ⅳ―精神疾患の分類と診断の手引 新訂版. 医学書院, 2003.
7) 中根允文, 岡崎祐士, 藤原妙子, 他（訳）: ICD-10 精神および行動の障害―DCR 研究用診断基準. 医学書院. 2008.
8) Petersen RC, Smith GE, Waring SC, et al : Mild cognitive impairment : clinical characterization and outcome. Arch Neurol 56 : 303-308, 1999.
9) Petersen RC, Negash S : Mild cognitive impairment : an overview. CNS Spectr 13 : 45-53, 2008.
10) Kral VA : Senescent forgetfulness : benign and malignant. Can Med Assoc J 86 : 257-260, 1962.
11) Peters JM, Hummel T, Kratzsch T, et al : Olfactory function in mild cognitive impairment and Alzheimer's disease : an investigation using psychophysical and electrophysiological techniques. Am J Psychiatry 160 : 1995-2002, 2003.
12) Albert M, Blacker D, Moss MB, et al : Longitudinal change in cognitive performance among individuals with mild cognitive impairment. Neuropsychology 21 : 158-169, 2007.
13) Tabert MH, Manly JJ, Liu X, et al : Neuropsychological prediction of conversion to Alzheimer disease in patients with mild cognitive impairment. Arch Gen Psychiatry 63 : 916-924, 2006.
14) Borroni B, Anchisi D, Paghera B, et al : Combined 99mTc-ECD SPECT and neuropsychological studies in MCI for the assessment of conversion to AD. Neurobiol Aging 27 : 24-31, 2006.
15) Wolk DA, Price JC, Saxton JA, et al : Amyloid imaging in mild cognitive impairment subtypes. Ann Neurol 65 : 557-568, 2009.
16) 三村　將, 加藤元一郎, 吉野文浩, 他 : カテゴリーにおけるイメージと機能の役割―選択的意味記憶障害患者における検討. 神経心理学 11 : 262, 1995.
17) Kosaka K, Ikeda K, Kobayashi K, et al : Striatopallidonigral degeneration in Pick's disease : a clinicopathological study of 41 cases. J Neurol 238 : 151-160, 1991.
18) 田邉敬貴 : 痴呆の症候学. 医学書院, 2000.
19) 井村恒郎 : 失語―日本語における特性. 精神神経学雑誌 47 : 196-218, 1943.

20) Tulving E : Episodic and semantic memory. In : Tulving E, Donaldson W (eds) : Organization of memory, New York, Academic Press, pp 381-403, 1972.
21) 田邉敬貴：Pick 病の位置づけ―前頭側頭型認知症との関連. 老年精神医学雑誌 18：585-590, 2007.
22) 小森憲治郎：Semantic dementia と語義失語. 高次脳機能研究 29：328-336, 2009.
23) 河村　満, 小早川睦貴：高次脳機能障害―意味性認知症（痴呆）と語義失語. Annual Review 神経 2008：340-343, 2008.
24) Panse F, Shimoyama T : On the effects of aphasic disturbance in Japanese : agrammatism and paragrammatism, 1955. Translated by Green E, In : Goodglass H, Blumstein S (eds) : Psycholinguistics and Aphasia, Baltimore, Johns Hopkins University Press, pp 172-182, 1973.
25) Sasanuma S, Monoi H : The syndrome of Gogi (word meaning) aphasia : selective impairment of kanji processing. Neurology 25 : 627-632, 1975.
26) Warrington EK : The selective impairment of semantic memory. Q J Exp Psychol 27 : 635-657, 1975.
27) Hodges JR, Patterson K, Oxbury S, et al : Semantic dementia : progressive fluent aphasia with temporal lobe atrophy. Brain 115 : 1783-806, 1992.
28) Adie WJ, Greenfield JG : Dystrophia myotonica. Brain 46 : 73-127, 1923.
29) Livingston KE, Escobar A : Anatomical bias of the limbic system concept. Arch Neurol 24 : 17-21, 1971.
30) 武田貴裕, 内原俊記, 石塚典生, 岩田　誠：ヤコブレフ回路再考. 臨床神経学 47：135-139, 2007.
31) Mori E, Ikeda M, Hirono N, et al : Amygdalar volume and emotional memory in Alzheimer's disease. Am J Psychiatry 156 : 216-22, 1999.
32) Fukuhara R, Ikeda M, Nebu A, et al : Alteration of rCBF in Alzheimer's disease patients with delusions of theft. Neuroreport 12 : 2473-2476, 2001.
33) Kawamura M, Mochizuki S : Primary progressive apraxia. Neuropathology 19 : 249-258, 1999.
34) Mesulam MM : Slowly progressive aphasia without generalized dementia. Ann Neurol 11 : 592-598, 1982.
35) Weintraub S, Rubin NP, Mesulam MM : Primary progressive aphasia : Longitudinal course, neuropsychological profile, and language features. Arch Neurol 47 : 1329-1335, 1990.
36) Neary D, Snowden JS, Mann DM : Classification and description of

frontotemporal dementias. Ann N Y Acad Sci 920 : 46-51, 2000.
37) Baeck E : The terminal illness and last compositions of Maurice Ravel. Front Neurol Neurosci 19 : 132-140, 2005.
38) Midorikawa A, Fukutake T, Kawamura M : Dementia and painting in patients from different cultural backgrounds. Eur Neurol 60 : 224-229, 2008.
39) Miller BL, Ponton M, Benson DF, et al : Enhanced artistic creativity with temporal lobe degeneration. Lancet 348 : 1744-1745, 1996.
40) Midorikawa A, Kawamura M : Does the brain prefer geometrical Homogeneity? Behav Neurol in press.
41) 今村　徹, 山鳥　重, 圓谷建治, 他：アルツハイマー型痴呆と左半球損傷における観念失行. 神経心理学 10：95-102, 1994.
42) 河村　満, 山鳥　重, 田邉敬貴：失行. 医学書院, 2008.
43) 近藤正樹, 望月　聡, 小早川睦貴, 他：側頭葉型 Pick 病（意味性認知症）における行為表出・行為理解障害. 高次脳機能研究 29：268-276, 2009.
44) 山鳥　重, 大角幸雄, 藤定英夫：失読, 物体失認, 空間失認を伴わない画像失認. 臨床神経学 25：744-750, 1985.
45) Midorikawa A, Nakamura K, Nagao T, et al : Residual perception of moving objects : dissociation of moving and static objects in a case of posterior cortical atrophy. Eur Neurol 59 : 152-158, 2008.
46) Nakachi R, Muramatsu T, Kato M, Mimura M, et al : Progressive prosopagnosia at a very early stage of frontotemporal lobar degeneration. Psychogeriatrics 7 : 155-162, 2007.

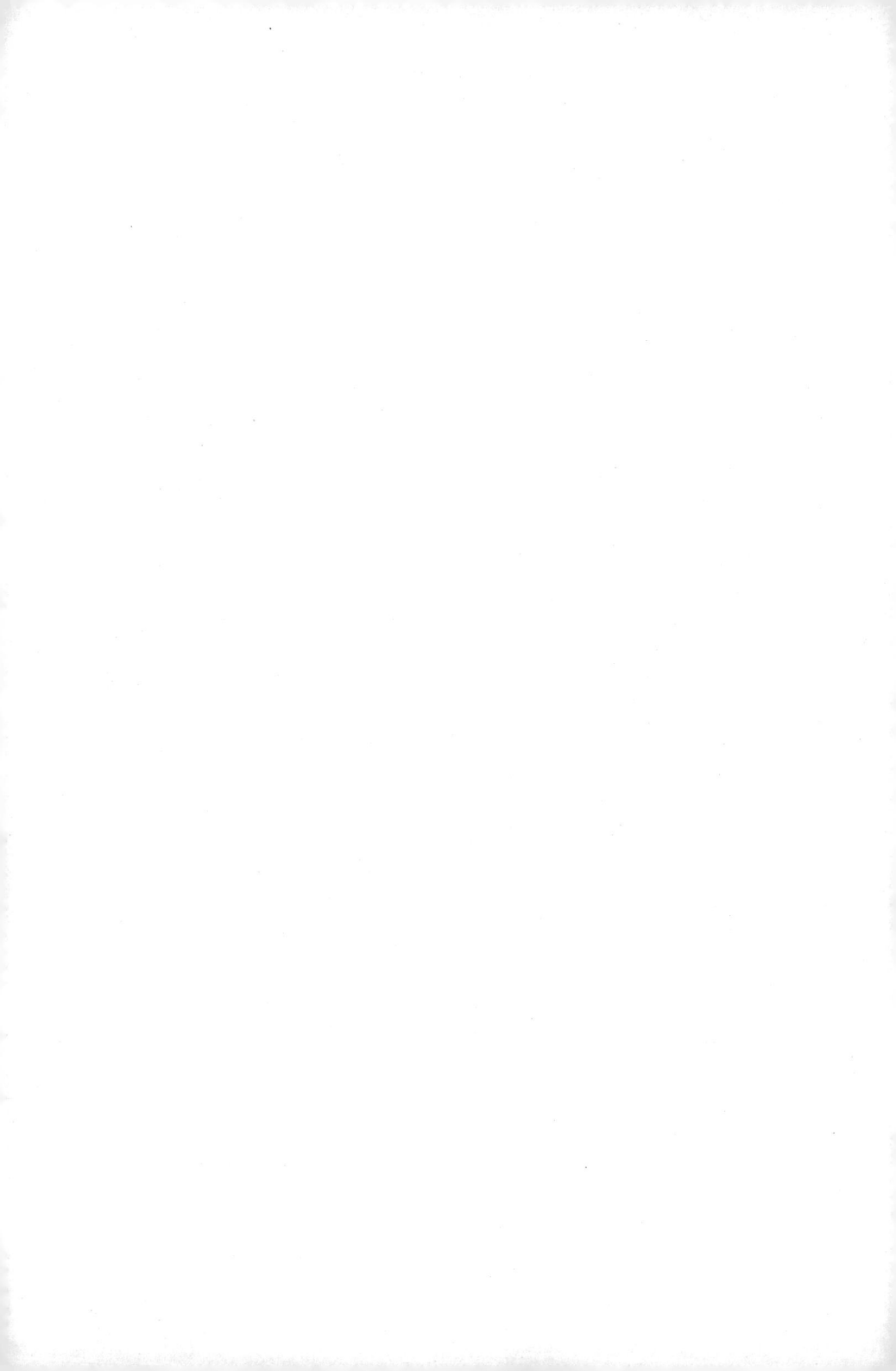

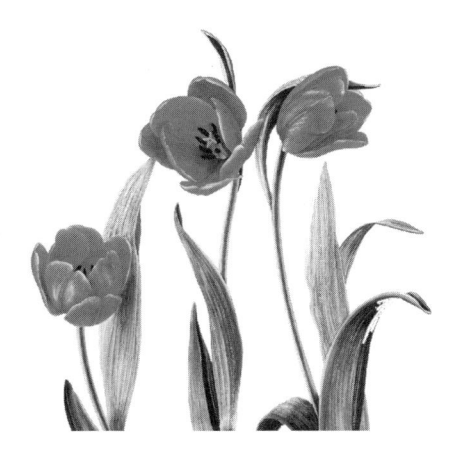

第3章
周辺症状をみる

物盗られ妄想

物盗られ妄想には地域差がある？

三村 ここからは認知症の周辺症状のうち，比較的目にすることが多い症状，あるいは神経心理学的視点から議論されることが多い病態について話をしていきたいと思います．まずは何から…．

── 物盗られ妄想はすごく面白い現象ですね．日本以外にもみられるのでしょうか．

三村 国によって，物盗られ妄想を含めた妄想の表現型が違うということは言われています．

山鳥 それは面白いですね．どう違うのですか．

三村 認知症の物盗られ妄想自体は，生物学的な基盤があるにしても，例えば統合失調症でみられるような体系的な妄想とは違うと思うのです．その点は田邉先生もおっしゃっていましたけれども，要するに相当部分で了解可能なところがある．まず記憶障害があって，現実に財布なら財布が見つからないということがあるから，そういう物盗られ妄想に至ってもある意味不思議ではない．ただ，臨床で診ていると，患者さんの多くは，たとえ財布がなくなっても「ない，ない」と言って探すけれども，そこで終わりというわけです．一方で，ないものを人のせいにする物盗られ妄想の出てくる人がいる．それは大きく分けると2タイプあって，外から誰かが入ってくる侵入妄想，例えば「泥棒が入ってきて，金を盗っていってしまった」という場合と，それから「嫁が盗っていった」などと，一番世話をしている内部の介護者が疑われるというタイプがあります．認知症の患者さんの人間関係というか，対社会的姿勢に問題があって，その中で嫁姑という関係が critical に問題になるのは，やはり日本特有です．

山鳥 日本だけですか．

三村 だけ，とは言えないと思います．東アジアにある程度共通していま

すが，特に日本では顕著です。アメリカをはじめとして欧米諸国は侵入妄想が主体ですから，かなり違う。

山鳥　面白いですね。家族構成がかなり関係してきますよね。次の世代は，違う妄想になるかもしれない。もしかしたら，減っていくのではないですか。独居の人が増えているし，むしろまた違う妄想になるのではないのかな。

三村　実際に独居は物盗られ妄想のリスクファクターの1つになってますね[1]。

人間関係の心理的要素――嫉妬妄想

三村　そういう意味で最近では，介護保険を使ってせっかく来てくれたヘルパーさんに対して物盗られ妄想を抱く例も増えてきている。「あの人は，どうも初めから怪しいと思っていた」とか。そのあたりはヘルパーさんとか家族に対しても，あくまでも妄想であって，病的な症状なのだということをよく説明しておかないといけません。

山鳥　説明されても，当人はやっぱり気分悪いですよね。

三村　確かに。ですから，妄想があればお互いの人間関係に相当心理的な要素があることは間違いない。だから，ヘルパーさんや家族には，関係性が深いとかえってこうなるということを説明しておきます。

　一方で，妄想が出るということは多分どの国でも同じようにあって，物盗られ妄想の次に多いのは嫉妬妄想ですね。妻が浮気をしているとか，それはもう80歳，90歳になってもそうですから。現象的にというか，症候学的に区別をしておかなければいけないのは，幻覚優位なのか，それとも妄想優位なのかということはありますけれども。実際そこで男が入ってきているのが見えるのだと言っていたら幻視が先だということになる。それに対して，幻覚，つまり幻聴や幻視とはとらえられないレベルで，例えばちょっと物音がしたから，という程度でも，妄想的に解釈するというタイプもあります。

河村　その点，幻覚と言えば，パーキンソン病の幻覚はもっと穏やかでい

いですよ。隣りに知らない人が見えると。一番楽しいのは、「昔の彼女がいる。すごくうれしい」とか言っていて、全然深刻ではない。逆に楽しみになっている。しかも自分で幻覚とわかっている。

三村 確かに幻覚体験は情動反応とパラレルにつながらないですね。つまりDLBなどでも、「そこに人がいる」という患者さんはいっぱいいますけれども、あれは単純に考えると幽霊ですよね。部屋の中のそこに人が立っているというのは幽霊で、普通だったらおっかなくてしようがないはずです。なかには確かに怖いという人もいるのですけれども、どちらかというと、「おっかなくないの？」と聞いても「平気です」みたいに、淡々としている人が多いですね。あるいは、今先生がおっしゃった「うれしい」みたいに、快感情とつながっているようなケースもある。どうも幻覚が不快感情とつながると、妄想に発展していくのではないかという気がします。

山鳥 そういう場合は、幻覚としての自覚はちゃんと持っているのですか。

三村 両方ありますね。本当にそこにいるわけではない、つまり幻覚だとわかっている人と、幻覚だと思わず本当にいると思う人と。しかし、本当にそこにいるわけではないとわかっている人でも、見えるものは見えるのだと言いますね。つまり、やはり視覚系の明らかな変調なのでしょう。

物盗られ妄想の臨床的側面

河村 物盗られ妄想と嫉妬妄想の責任病巣は違うのですか。

三村 それはわからないですね。わからないというのは、物盗られ妄想はかなり症例数も多いので、ある程度の脳基盤を見ることはできます。田邉先生、池田学先生たちのグループは物盗られ妄想に関しては、右の頭頂葉内側領域が重要だと言っていますね[2]。嫉妬妄想の例というのはそんなに多くはないので、それだけまとめて解析することはなかなか難しいのではないかと思います。むしろそれよりも配偶者との関係とか、心理的なベースがあることがわかっています。

山鳥　物盗られ妄想の場合，男女差はあるのですかね。
三村　男女での症状の差があり，女性に多いですね[1)3)]。ただ，それは男性に物盗られ妄想が起きないということではありません。
河村　治療はどうでしょう？
三村　薬がかなり効きます。これは個人的な印象なのですが，そういう印象を持っている人が多いと思います。物盗られ妄想は，抗精神病薬を試してみる価値は十分あります[4)]。大体新しいタイプの非定型抗精神病薬ですけれども。
河村　何を使いますか。
三村　リスペリドンが一番多くて0.5 mgとか1 mgくらい。「怪しいのは怪しいのだけれども，ちょっと自分も考え過ぎかな」みたいな感じで，納得しながら妄想が緩むことはよくあります。その一方で，嫉妬妄想はなかなかとれないのです。
河村　根が深いのではないかな。
三村　そうそう。だから，脳の基盤というよりも，いわゆる根の深さだと思うのですよ。結構本当に昔は浮気をしていたというケースがあったりして…。
山鳥　それは面白いですね。アルツハイマー病とDLBの幻覚体験を比べると，かなり質的に違いますか。
三村　判断は難しいですね。アルツハイマー病で幻視が顕著に出てくることはあまりないように思うので，幻視が前景に出てきた場合にはDLBを疑うということが，臨床的にまずは大事だと思います。
河村　パーキンソニズムはなくても。
三村　というよりも，精神科に来るDLBは，パーキンソン症状はむしろあまり目立たないことのほうが多いと思うのです。ですから，症状として動揺性の認知機能障害があって，それで幻視があってというケースであれば…。
河村　それに睡眠障害か何か加わると，かなり確定的ですか。
三村　臨床的には，睡眠障害を聞くことはとても大事だと思います。普通

はあまりそこまで聞かないというか，DLBでレム睡眠関連障害が起きるということを，少なくとも研修医レベルでは知らない場合が多いですから。聞き出して確認していく必要がある。

山鳥 このごろは，レムと幻覚は大体同じメカニズムが解放されているという学説ですか。

三村 レムだけでは多分なくて，後頭葉の障害が関与しているとは思います。しかし，脳幹の覚醒システムの中で夢のような形で解放されていると考えていいかもしれません。

山鳥 レムの系統が動いているという理解になるわけですか。

三村 と思います。しかし，DLBの幻視は昼間，普通でも見えていることが多いので，単純ではありません。

山鳥 そこが基本的に違うわけだけれども，ベースになっている脳幹のシステムとしてはレムのシステムで考えるわけですね。

三村 そう思います。

DLBの症候学

auditor B "DLBの症候学"という形でとらえると，どういうふうなものになるのでしょうか。多分，三村先生が診ておられるDLBと河村先生が診ておられるDLBはちょっと違うかもしれないのですけれども。

三村 神経内科と精神科では，パーキンソン症状と精神症状のどちらがより前景に立つかどうかという点では確かに違うと思いますけれども，それ以外はそんなには違わないと思います。DLBはアルツハイマー病の神経病理変化を伴っていることも少なくないし，基本的な病像はアルツハイマー病に似ていると考えていいとは思います。記憶の障害とか，人格変化が比較的目立たないとか，そういうことについても基本的にはアルツハイマー病と大きくは変わらないと思います。

　ただ，アルツハイマー病にないようないくつかの特徴があって，病変部位，それは画像でも示されるし，病理的な変化でも示されている問題と関連するようなところがありますが，後頭葉の障害と脳幹の障害，それから

前頭葉の障害です。だから，DLB はアルツハイマー病よりその病変部位が広い。アルツハイマー病では侵されにくい後頭葉のような場所が侵されるということに伴って出てくるいくつかの臨床的特徴があって，初期から視覚記憶の障害や幻視が目立つ。また，発症の相当前の時期からレム関連行動障害がみられたり，意識の変動や認知機能の変動がみられる。それから前頭葉の障害に伴って，判断の障害やモニタリングの障害が初期からかぶってくる。一方で，海馬とか，側頭葉の内側領域の萎縮はアルツハイマー病ほど強くはないので，記憶障害はむしろ軽いと言えると思います。むしろ思ったほど記憶が悪くないと，DLB を疑うということもあります。だから，アルツハイマー病の患者さんと DLB の患者さんを多数例で比較をして，どう鑑別するか，そういう研究はなされていますけれども[5]，若干の神経心理学的な検査のプロフィールの違いや臨床的な印象として，個々の症例についてもだいたいは診察場面で鑑別していくことができます。

河村 そのとおりだと思います。

auditor B アルツハイマー病に似ていて，少し広く加わっている症状があるということですね。

三村 臨床的に一番問題になるのは，研修医が DLB を知らないということです。はっきりとありありとした幻視があっても，何の疑問もなくアルツハイマー病だと言う。そうではなくて，DLB という病気があって，決してまれではなく，特徴的な幻視が出る。だから，まずそれを疑う必要があるということをきちんと卒後研修で考える必要がある。もし，DLB を疑ったならば，認知機能の動揺とか，自律神経症状とか，ほかのパーキンソン病関連の問題とか，そういうものがないかを診察場面でよく聴取していく必要があります。

河村 もう 1 つ付け加えると，アルツハイマー病以上に塩酸ドネペジルの効果があります。それと，今だからこそ典型病態だと診断できるかもしれないけれども，私たちの教室には 5 例剖検例があるのですが，臨床診断は 3 例がパーキンソン病で，1 例はアルツハイマー病，もう 1 例は，何と FTLD でした。ですから，1 つも当たっていないのです。こんなこともあ

りますから，臨床診断の研究はこれからではないでしょうか．

幻覚の時間的特徴

山鳥 幻覚の見え方ですが，時間的には特徴はあるのですか．1日のうちで夕方が多いとか．

三村 やはり夕方から夜が多いですね．

河村 私も夕方が多いという印象を持っているのですが，どうしてなのでしょうか．

三村 それは今の覚醒水準の問題があるのではないでしょうか．人はやはり夜は眠くなるので，完全に眠っていなくても，覚醒水準が下がって，ぼうっとしている状態のときのほうが状況を混乱しやすいので．

山鳥 プラス少し暗いということもあるのではないか．「たそかれ（誰そ彼）」時だからね．ノーマルな人でも，たそがれ時は幽霊の出る時だと思いますからね．

三村 そうですね．いわゆる「たそがれ症候群」という言い方があります．でも，DLBに関して言えば，そういう夕暮れ時に出てくるような幻覚と，それから日中昼日向に出てくるのと両方あるのです．昼日向にそういうのが出てくる人は，もう明らかにそこに見えるのですよね．まさにこれぞ幻覚という感じで，そばにいても何か見えているのがありありわかる．一方で，夕暮れ以降に出てくるのは，どちらかというと錯覚に近いというか，たそがれで暗くなって，ちょっとしたものを見まちがったりとか．視力が落ちている人も多いと思いますから，そういうハンディのある状況ではさらに出てくる．確かに幻覚なのだけれども，より錯覚的な要素が強いのではないかと思うのです．

そういうことで幻覚は，それ自体は割とニュートラルな現象かもしれないと思います．記憶との関連でいうと，作話というのも割とニュートラルな現象だと思うのです．へんてこなことを言うのだけれども，本人はけろっとしていたりみたいなことがある．作話と妄想というのはよく対比されるけれども，妄想と言うのは非常に情動的な現象なので，物盗られ妄想

にしても，それ以外の被害妄想にしてもやはり多くはネガティブな情動的モチーフに裏づけされて，解釈が入ってということが多い。そこらへんが幻覚や作話とは違うのではないかなと考えています。

山鳥 幻覚から妄想に発展するというわけでもないのですか。

三村 そういうケースはまちがいなくあります。あるけれども，全部ではない。幻覚は幻覚で止まるケースがあります。だけど，幻覚から妄想に発展するケースは，やはりそこに情動的な色彩が入って，見えたものに対して何らかの情動的な思い入れがあって，二次的に解釈するという現象なのだと思います。

カプグラ症候群

三村 人物誤認症候群の中でカプグラ（Capgras）症候群というのは最もよく目にする病態です。人物誤認症候群はカプグラ症候群以外にもフレゴリ（Frégoli）の錯覚といって，反対にあるような概念もあります。

　カプグラ症候群というのはよく知っている身近な人，大体は自分の奥さんとか，子どもとか，家族のことがほとんどですけれども，そういう人が偽者であると考える，そう確信するという誤認です。それに対してフレゴリは未知人物を既知人物とまちがう，つまり例えば電車の向かいの人は自分の夫が変装してつけてきているのではないかと考えるケースです。カプグラ症候群の誤認というのは，妄想としてとらえるという立場と，そうではなくて視覚認知障害，例えば奥さんを見ても奥さんには見えていないという知覚障害としてとらえる立場とがあります。1つの考え方として，相貌失認の対極にある現象ではないかという説もありますが[6]，そのあたりは血管障害の患者さんも含めて，先生方はどのようにお考えになりますか。

山鳥 私はカプグラの典型例というのは個人的には知らないですけれども，教室員がいろいろ言っているのを間接的に聞いたり，コメントしたこ

とはあります。幻覚的なものと，完全に信念を持った妄想的なものとの違い。つまりある種失認的なものと，絶対にこれは違う人だと断固，説得に応じないというタイプとの間には，連続性があるのか，ないのかというのは逆に教えてほしい。

三村 先生が今おっしゃったように，カプグラというか人物誤認という現象の中には，妄想的な確信を持っている場合もあり，また見えているものに対してそれを誤認している，むしろ視覚認知に問題がある場合もあり，そこには幅があると思います。ですから人物誤認症候群はむしろそういう連続性があって，スペクトラムは広い状況である，というふうに考えたほうがいいと考えています。もともとカプグラは，内因性の精神障害，特に統合失調症の患者さんで典型的にみられる現象の1つとして挙がっており，器質性の要因というのはどちらかというと乏しいといえます。統合失調症の患者さんで，明らかな器質的な問題はないと思われている人が，自分の親が偽者だというふうに考えるその背景には，やはり，心因的な問題の関与が大きいと思います。実際に目の前にいる人物が，本当は親なのだけれども，親になりすましていて，自分に対して何らかの危害を加えようとしていると考えたりする，そういう病態です。ですから，それはもともとどちらかというと心因説，親子関係の問題に帰着できるような問題だと思います。

ところがそういうカプグラ症候群が器質性疾患でもみられるということになってきた。それは血管障害や外傷性の，大体は右の前頭葉から右の側頭葉を含めて視覚認知系，特に相貌認知系にも問題が起きてくる可能性がある場所に病変があって，そのため人物に対しての誤認が起きるということだと考えられています。

カプグラでも相貌は認知できる？——familiarity との関連性

山鳥 例えば河村先生がいるとして，私が「河村先生だけれども，違うのだ」と言うときに，河村先生の相貌自体は認知しているということにならないですか。

三村　確かに相貌は認知しているということになります。
山鳥　認知しているけれども実態が違うと，河村先生の顔つきをしているけれども絶対違う人なのだ，そう思うということですか。
三村　そうです。顔，形は河村先生である，瓜二つで区別がつかないというようなことを言うのです。だけれども「どこか違う」と。
山鳥　相貌は認知しているけれども，人物の意味の部分が入れ替わっている。違う人だという視覚認知そのものはいいけれども，どこかおかしいというのは意味の部分の判断障害というか，ジャッジメントのレベルで何か問題が起こっている，ということですね。
三村　そういうことです。つまり，先ほど言ったように相貌失認の逆転とか，鏡現象という表現もありますけれども，相貌失認では例えば，河村先生を見ていても河村先生だということが視覚的にわからないわけです。だけど，例えばしゃべったりすれば，「これは河村先生だ」ということで，非常に強く親近感を覚えるという現象がある。一方，カプグラの人というのは，視覚的には河村先生であるはずだということは思うのだけれども，しかしどうもちょっと怪しい，さてはこれはだれかがなりすましているのではないかということになる。まあまあ保たれている相貌認知に対して，その人に対するfamiliarityを感じられない。つまり人物像に対する情動と知覚との乖離が起きるということが，そういうカプグラの本態ではないかと言われています。
――　相手を偽者と思うのは，嫌いだとかそういうことは…。
三村　嫌いという単純なものではないと思います。
auditor C　人物の誤認というのは，相貌の認知はできるけれども「その人である」という意味付けができないというところでfamiliarityが重要だというお話ですが，それというのは顔と関係性だとか，そういうのをつなげるときにfamiliarityが生じないときの結びつきがうまくいかないというような因果関係でみるのか，プラスアルファその関係を前提としたfamiliarityが生じないという，そこのおかしさなのか…。familiarityの機能みたいなところを聞かせていただけますでしょうか。

三村 私はfamiliarityの程度によって,その人物に対する誤認の程度が影響を受けるのではないかと考えています。『高次脳機能研究』に長谷川賞を受賞した秋山知子先生の論文があって,familiarityが高い人,つまり家族と,病後に会った医師とかスタッフとか,その人たちに対して人物の誤認症状が違って出てきたということを報告しています[7]。これはヘルペス脳炎の患者さんですけれども,familiarityの非常に高い家族に対しては,カプグラ症状を示しています。ところが,familiarityの低い,新しく知り合いになった医師などに関しては,重複現象を生じている。ここにもいたし,別のところでも会ったみたいな,そういうことを言ったりする。ですから,人物の誤認症状の程度というのは,山鳥先生がおっしゃったこととつながるのですが,カプグラ症状を含む人物誤認現象はある一連の連続性を持っていて,その人との関係性やfamiliarityの中で表現型が変わるといった,そういう話だと思います。カプグラというのは極端な一端にあって,いろいろな流れの中では人物に対する顔の同定とその理解の仕方というのがまた違って来るのだと思います。

山鳥 すごく難しい問題で,それこそ扁桃体や何かの関連ではないかと,平山和美君[8]は言っていたと思います。

三村 確かにある種の情動を背景にしないと説明できない現象だと思います。言いかえると,別の人物誤認のパターンもありますけれども,少なくともカプグラ症候群というのは,親とか,配偶者とか,子どもとか,非常に近い人物に対して起きる現象ですから,その人に対して単に好き嫌いというのでは済まないような力動を背景としていて,本当は自分の配偶者や親子であるなら,もうちょっとこう接してくれるはずなのだけれども,今目の前にいる人はそう接してくれない,といった葛藤が暗黙の背景にあるのかもしれないと思います。

山鳥 その人に対する期待みたいなものと,実際に存在している人との間にずれがあって,期待の度合いが合わないから違う人間だというふうに解釈判断してしまうと。

三村 私はそのように考えています。だから,そういう問題は,相貌失認

にもつながるような話です。例えば相貌認知と情動認知とは関連するかどうかという議論がありますけれども，私はある程度関連するのではないか思っています[9]。つまり相貌認知では，まったくニュートラルな顔をしているときと，笑っているときとか，怒っているときとでは，判断に違いがあると考えたほうが自然ではないかと思います。特にそういう身近な人物が自分に対してニコニコしているとか，優しく接してくれるとか，そういうプラスの状況のときと，一方である程度威圧的に接してくるとか，怒っているとか，そういうマイナスな状況とでは違うのではないか。そのあたりのグラデーションが影響して，起きている現象ではないかと推測しています。

山鳥　不思議な現象ですね。

カプグラの病因

河村　改めて伺いますが，病因は何が多いのでしょうか。

三村　統合失調症に代表されるような内因性の疾患で出てくることが多くて，器質性でも出てきます。その場合には血管障害でも出てきますし，頭部外傷とか，脳炎とか，そういう病因でも出てきます。

河村　いわゆる認知症では。

三村　認知症でも出てきます。アルツハイマー病でもしばしばみられる現象です。しかし，アルツハイマー病などでは，人物誤認を生じても，典型的なカプグラ症候群ではなく，むしろその人物を同定できない場合が多いです。一番ポピュラーなのは，娘を見てもそれが誰だかわからない，自分の姉だと思う。あるいは手伝いのヘルパーさんだと思う。この背景には逆向性健忘があって，実際は50歳の自分の娘はまだ中学生のはずだと思いこんでいたりします。

河村　ピック病ではないですか。

三村　ピック病でも起こりうると思いますけれども，その場合はちょっとタイプが違うのではないでしょうか。相貌失認のようなことは右側頭葉優位の萎縮を示す意味性認知症の特殊なパターンの中で起こりますが，カプ

グラのようなことも理屈で言えば生じる可能性はあるとは思います。私は経験ないのですが，カーティス（Andrew Kertesz）たちは最近，意味性認知症でカプグラは生じうる。しかし，FTD や PPA では生じないと言っています[10]。

河村 私は自分では経験はないですけれども，この間英文誌で，そのような症例を読みました[11]。それはてんかん性だった。一過性で，薬を飲んで治ったと書いてあって，そういうこともあるのかなと思いました。

三村 そうすると，それは一時的に人物誤認が生じたということですね。人物の同定に関する経路がてんかんの発作によって一過性に抑制されて人物誤認が生じたのか，ないしはむしろ発作によって人物に関する誤った記憶プロセスが興奮したのか。どちらの可能性を考えたらいいのでしょうか。

河村 両方可能性はあると思います。脳波異常もちゃんと示されていました。

山鳥 アルツハイマー病の経過の中でもどの時期に出やすいとか，そういうのはあるのですか。

三村 どうでしょうかね。経過のどの時期ということはあまり言われていないです。進んでしまうと他のさまざまな症状が重なってきて，むしろ視覚認知そのものも含めた問題になってきます。さきほども言ったように，進行すると，自分の妻が妻であることがわからなくなってきたりしてしまうので，その意味ではむしろカプグラとしてとらえることができるのは初期とか中期だと思います。

河村 発症頻度はどうですか。

三村 さきほどのカーティスたちはアルツハイマー病でも，DLB でもカプグラを含めた人物誤認は 15% くらいの患者さんにみられると言っています[10]。しかし，それほど高くないですね。統合失調症でも，典型例をみることはそんなに頻度が高くないと思います。

鏡現象

河村 アルツハイマー病で頻度が高い人物誤認で，主にとらえられるのは鏡現象だと思います。あれは結構高頻度だと思います。私の経験した患者さんは，千葉大時代に経験しましたけれども，診察室にある鏡に映っている自分が自分だと思えない。毎回来るたびに鏡を見てもらっていたのですが，そのうちに鏡に映った自分の顔を見て殴りつけるという行動まで起こった[12]。文献を調べてみたら，フランスでものすごい数の研究があるのです。アジュリアギラ（Julian de Ajuriaguerra）が，病棟で何百人もみていた[13]。それで鏡現象の程度と態度でアルツハイマー病のグレーディングをしている。

三村 やはり人物誤認というか，人がわからなくなるという現象の中では，鏡現象というのは自分の顔がわからなくなるわけですから，究極の症状です。発達論的背景もあって，大体鏡に映った自分が自分とわかるのは霊長類以上だということになっていますし。

山鳥 テレビの知識だけれども，象はわかるのだそうです（笑）。

河村 犬はわからないですね。

三村 私もうちで飼っている犬に鏡を見せたけれども，やはりわからない感じですね。だけれども，「うちの犬はわかるのだ」と言う人も何人かいましたが，やはりひいき目に見ているのであてにならないですね（笑）。いずれにしても，やはり特異な視覚認知だと思います。霊長類である人間も小さいころはわからないですから。アジュリアギラたちの認知症に対する基本的な考えは，ピアジェ（Jean Piaget）の発達過程の反対の経過をたどって崩壊していくというものですから，そこから考えると，ある程度の崩壊過程に至らないと起きてこない現象だと思います。濱中淑彦先生がお書きになっているように，鏡現象は不思議なことですが，アルツハイマー病でしか起きず，血管性の認知症では起きないということです[14]。確かに私もアルツハイマー病でしか経験したことはありません。最近，進行性失語症で鏡現象を生じた例の報告[15]がありますが，意味づけが異なる。

　視覚認知，特に人物の顔というのは人間の生存にとって最も重要な情報

だし，しかも自分の顔を見るということは人間しかやらないことですね。動物は自分の子どもの顔は見ても，自分の顔を見るということは一生ない。人間はしょっちゅう自分の顔を見る。鏡を見ない人は統合失調症が疑われるというぐらいで，やはり人間が自分，自己を見つめるということは日常生活の根幹にある事象だと思います。だから，鏡現象は崩壊の過程のかなり最後になって起きてくる現象で，しかもアルツハイマー病のような自己の意識性の根幹が崩壊してくる皮質性の病気でないと生じないのだと考えています。

── 鏡像の話ですけれども，ジャック・ラカンが言っていましたね。それは関係があるのですか。

三村 関連はするとは思いますが，少なくともラカンたちはそういう脳基盤に基づいた話をしているのではなくて，より象徴的な意味で言っているのだと思います。しかしそういう象徴的な問題についても，何らかの脳基盤の背景を説明することはできるかもしれないですけれども。

河村 この問題を研究しているのは，やはりフランス人が多いですね。顔に興味を持っていたのですよ(笑)。相貌失認の最初の記載はボダマー(Bodamer)ということになっているけれども，本当はシャルコー(Charcot)です。それは鏡ではなく，ガラスに映った自分の顔がわからなくなった症例を出しています[16]。それからあとはエディンバラのチャールズ・ベルとか，ダーウィンとかは表情だとかが，顔に関心をもっていたと思います[17]。エディンバラの神経学とフランス神経学とは symptomatology を重視しているという意味で共通の面があります。

カプグラと重複現象

山鳥 カプグラのことでちょっと連想したのだけれども，いわゆる重複現象 reduplication（重複記憶錯誤 reduplicative paramnesia）とカプグラとは何か連続性があるでしょうか。

三村 私は連続性があると思います。連続性があると思うのは，カプグラは自分の目の前の妻を偽者だと言う。つまりそれは本物ではないと言うわ

けですけれども，そこまで断定できないというか，確信が持てない状況では，それはその人物が妻でもあり，別人でもあるとか，あるいはあるときは妻だけれども，あるときは違う。といったようにいろいろなパターンをとりうる。

山鳥 つまり，顔と解釈とが完全にずれている場合がカプグラで，不安定になるといろいろ reduplication 的な表現になるということですか。

三村 そうです。私の診ているアルツハイマー病の患者さんで，いつも奥さんと来ている人に「これはだれですか」と聞くと，あるときは「妻だ」とちゃんと答えるのだけれども，あるときは「これは妹です」と言ったりする。ですから，確信的なカプグラには至らないというか，そういう形である種の人物に対して重複現象的な状況が起きるということはよく経験します。

ですが，その重複現象というのは考えてみると，人物に対して起きるよりは，一般的にはもっと空間というか，場所に対して起きることが多いわけです。だから「ここは病院です」と言ったり，「家です」と言ったりというのもあるし，それから典型的な重複記憶錯誤だと，ここが A という病院であり，かつ B という病院でもあると言ったり，ないしは「これと同じ病院がどこどこにある」と言ったりする。それが人物に起きてくると，少なくとも人物の重複現象が起きて，「A という人物がもう 1 人いる」と言ったり，目の前に見ているものを例えば妻と言っておいて，「奥さんはどこにいるのか」と聞かれると，「家にいます」と言ったりする。そう言って平然としている。ですから，ある種の連続性がある現象ではないかと思うのです。

山鳥 カプグラというのは，特定の人に起こりやすいと思うのですが，ほかの人にも起こることがあるのですか。ダブルに起こるとか，自分の周りの人に「この人は違う，この人も違う」とか。大体 1 人に対してしか起こらないのですか。

三村 起きたとしても，その人物との関係性が重要なのではないでしょうか。ですから，さほど親しくない人に起こることは考えられない。

山鳥 やはり情動的なものが関係してくるということですね。

三村 はい。ですから，例えば妻と息子がぐるになっているというふうに思ったりして「両方とも偽者だ」と言ったり，中には家族全員が入れ代わってしまったと言う人もいました。そういうのもやはりその人たちとの情動の関連性みたいなもので説明できるのではないかと思います。

　だから，カプグラを含めて人物誤認というのは現象としては非常に面白い。それは相貌失認のような紡錘状回を中心とした限局的な病変で説明できる巣症状ないしは知覚の異常というところと，確信的な妄想ということとの連続性の中でとらえるべき現象であるところが，非常におもしろいと思います。妄想はいろんなレベルがあると思いますが，確信的な妄想というのは，アルツハイマー病とか，認知症性疾患も含めて器質性の疾患ではめったに生じない。やはり内因性の精神障害に特異性が高いし，最も確信度も高く，最もあり得ないようなことを言ったり，説明がつかなかったりします。次に，内因性精神障害でも器質性精神障害でも起こり得るカプグラのような妄想，それから器質性精神障害でよくみるような重複現象と，多分3つぐらいのレベルに大きく分類できるのではないかと思います。

認知症の表情認知に特有なもの

―― 人物誤認ということを含め，表情の認知ということに関して，認知症で特有なものとかというのはあるのでしょうか。

三村 特定の認知症に特有な表情認知の障害というのは言われていないと思います。認知症の中で，アルツハイマー病については，表情認知が障害されるということは最近言われてきています[18]。ほかにもっと表情認知の障害が注目されている病気があるので，そういう病気に比べるとアルツハイマー病の表情認知の関連はまあ目立ちませんけど。表情認知が特徴的に障害される病態の1つというのは，河村先生たちのところでやっておられるパーキンソン病とか，扁桃体の限局病変例などです。それが例えばこれも私が河村先生と一緒にやっていることですけれども，うつ病だと表情認知よりも，情動認知というか，例えばしゃべっている話し声から気分を判

断するといった認知が障害されます[19]。「今日，学校へ行った」というフレーズを聞いても，うれしそうか，悲しそうかというのはわかりますよね。つまり，この人はうれしそうな顔をしている，悲しそうな顔をしているという表情を認知している場合と，声のプロソディ，トーンで感情を判断している場合，それぞれモダリティ（様式）が違う。うつ病ではどちらかというと，プロソディに端的に示されるような，表情よりはむしろ難しくて，ちょっとニュアンスがあいまいな感情認知が悪くなるのです。何で悪くなるかというと，うつ病というのは感情に関してネガティブシフトする病気だから，つまり外界の対象についても全体に悲観的にとらえる。同じ声を聞いても悪い方にとらえてしまうのではないかと思います。だれかがしゃべっている状況を含め，いろいろなものを悲観的にとらえていってしまうというのはうつ病の臨床ではよく感じることで，そのあたりとつながるのではないかと思います。

パーキンソン病の表情認知

三村 一方で，パーキンソン病というのは声の感情認知はいい。だけれども，表情の認知が障害されていて，それはかなり特徴的な障害です[20]。恐らく扁桃体とつなげてある程度説明がつくような話でしょう。パーキンソン病では扁桃体との関連で，表情認知だけではなくて，意思決定の問題とか，さまざまなことも障害されてきます。パーキンソン病の病態を理解する上では重要なことだと思うし，また，感情，気分というのがどういうものかということを理解する場合に，扁桃体がどういう役割をしているかという意味でもとても大事です。

　人間の感情は扁桃体だけで処理されているわけではもちろんないです。しかし，中核的役割を果たしていることは確かです。扁桃体は特に陰性感情の，嫌悪感とか恐怖感とつながりがあるというけれども，それはそこに端的に集約されるというだけで，恐らく扁桃体はいろいろな外界・環境からの刺激に対して最初に反応を決定する。特に，蛇がいたらぱっと逃げるというような不快刺激に対して即座に反応するシステムだと思います。そ

れに対して大脳の皮質領域というのは遅れていろいろな形で感情認知にもちろん影響している。高等感情というのはむしろ皮質が中心になって処理をしているということがあるとは思うけれども，そういう中で表情認知のような生存にとってクリティカルな問題は扁桃体の役割が相対的に大きいのではないか。

河村 パーキンソン病では顔の同定はちゃんとできる。相貌失認の人は顔の同定はできず，一方で表情は全部わかる。私が表情認知の研究を始めたきっかけは，相貌失認の患者さんは皆さん表情がわかったことです。相貌失認の人は私の顔をわからないでしょう。だけれども笑い方とか，それからまなざしとかで同定しようとする。それでも間違ってしまう。顔の同定と表情認知とは全然違うものだなというのがわかって，では表情の障害というのはどういう病気で起こるのか。調べたらハンチントン病での報告が一番多かった。パーキンソン病はちゃんとした結果は出ていなかった。それでパーキンソン病について検討しました。それがきっかけになって表情だけではなくて decision-making だとか，それから嗅覚だとか，いわゆる social cognition 全体に興味を持ったのです。

山鳥 パーキンソン病の表情認知の障害で非常におもしろいことをみつけましたね。

河村 ありがとうございます。

山鳥 とっさに考えたことが1つあります。扁桃体と関係なく，ある種のミラーニューロン mirror neuron が関係しているのではないでしょうか。自分の表情は動かないでしょう。だから相手の表情を見たときに subconscious level かどこかで，相手と同じように自分の表情が動いているのではないかと思う。それが自分のほうは硬くて動かないから，そういうミラー的な認知ができないので表情がわからないのではないかと…。そういう仮説はどうでしょうか。

河村 それはおもしろいですね。今度ちょっと書こうと思います。私たちもこの間ミラーニューロンについて論文を書いたばかりです[21]。

三村 それは考えていなかった仮説ですね。

山鳥　人が笑っているときに自分もどこかで笑っています。泣いているときは自分もどこかで泣いているわけです。それがあって認知が進んでいるということがあるのかもしれない。
河村　表情認知の障害がある疾患は，ハンチントン病とパーキンソン病と，あと筋強直性ジストロフィー。
山鳥　筋肉の障害が何か関係しているのではないですか。
河村　なるほど，そうですね。おもしろいですね。笑ったり，泣いたりというのは，新生児機能として持っているでしょう。泣いて生まれてきて，それですぐ笑う。それはたぶん錐体路系です。嫌悪とか，恐怖というのは，生まれてきたあとに学習しないと獲得できない機能だから，多分錐体外路系だと思います。
三村　表情の認知というのは，普通は受容面の認知だけで切り出して考えるけれども，そうではなくて自分の運動系の，特にサブリミナルなレベルで表出面の運動系とつながって，認知運動系のシステムとして情動が動いているというのは十分あり得るように思います。だからよく，おかしいから笑うのではなくて，笑って顔の筋肉が動くからおかしいのだというようなことも言います。そういうことから考えると，表情認知のactivation studyについても，どこがactivateされているかを考えるときに，ミラーニューロン系や認知運動連関の部位にも注意していく必要がありますね。

幻の同居人

山鳥　幻の同居人というのを聞いたことがありますが，それは何ですか。
三村　これは家にだれかがいる，いないはずの人がいる，そう考えるものです。多くの場合は幻覚を背景としています。
山鳥　これは人物誤認ではないわけですね。
三村　完全な幻視，つまり誰もいないのに人が見えるということもありますが，それよりも多いのはむしろ見まちがえです。見まちがえというの

は，先ほども触れたように，実際には目の前にいる人は奥さんなのだけれども，逆向性健忘のため自分自身はもっと若いつもりでいて，家に年とったおばあさんがいるから，それは自分の母親だろう，だから母親が一緒にいるというふうに誤認する。こういうケースは，人物誤認の範疇に入れていいと思います。

　一方で，誤認するような人がいないはずなのに，家の中に1人暮らしをしていてもだれかが一緒に暮らしている，共生しているというような場合もあります。明らかな幻視や幻聴があると，いうこともあるし，むしろ幻覚はなくて，思い込み，つまり妄想であるという場合もあります。

山鳥　同居人というのは，どういうタイプの人ですか。やっぱり家族ですか。

三村　いろいろです。自分の死んだはずの親とか配偶者ということが多いです。アルツハイマー病ではないのですが，頭部外傷後遺症の人で，死んだはずの親と同居していると言う。つっこんで尋ねていくと，死んでいるけど，生きてもいるという奇妙な重複現象を示す患者さんがいました（図3-1）。別のDLBの患者さんは，奥さんが10数年前に死んだことはわかっているけれども，2年くらい前に生きかえった，と言う。だって今隣の部屋にいるからしかたないというようなことを言います。

　それから全然知らない人，例えばどこかの親子連れが家に雨宿りに来て，そのままずっと家にいるとか。大体ずっと見えているというよりも，いたりいなかったりするのですね。夜に来たりすることが多いので，やはり意識のたそがれの状況で起きることが多いようには思います。

山鳥　それは健忘 amnesia とすごく関係してくる。

三村　そうです。ですから，単純に視覚認知だけの問題とか，頭の中での空想だけの問題とか，そういうことではむしろ説明がつきません。自分が今いる家を昔の家と混同していたり，今自分が住んでいる家にいるつもりではなかったりということがよくありますから，そういう中でたとえば今の家を昔の家だと思ってみると，隣の部屋にはだれかがいるはずだと，そういう前提のずれみたいなこともあるのだと思います。

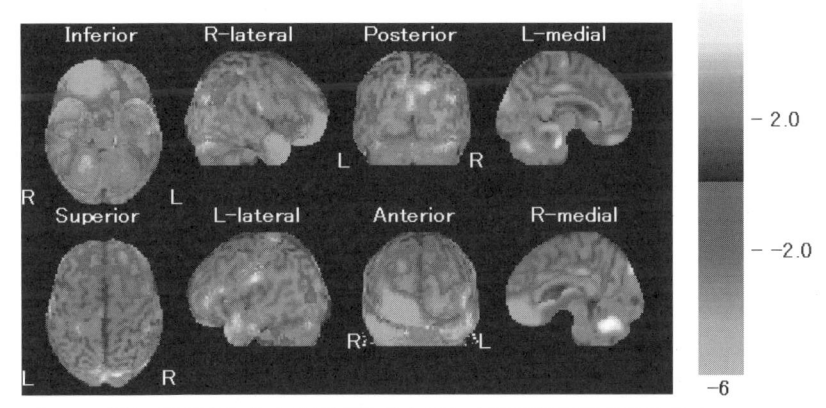

図 3-1 「幻の同居人」と人物誤認症状を呈した頭部外傷後遺症患者の SPECT
両側前頭葉の血流低下を認めたが，右眼窩部の血流低下が特に顕著であった．

山鳥　何か意識の枠組みみたいなものが過去に退行していて，そこにはまってしまう．その意識の枠組みの中の，記憶の中で登場してくる人が動く，そういうところがありますね．

三村　そのとおりだと思います．そしてさらに，なじみとか寂しいとか，情動的色彩も関連している場合が多いです．

作話

作話の特徴

山鳥　作話はアルツハイマー病では多いですけれども，それも物語的ではなくて，そのときそのときの当てずっぽうの返答みたいなタイプの，ごく内容のない作話というのが多いですね．健忘の人と同じように．だから，会話はうまく進展するけれども，中のお話は作話的な内容，そういう症状になっていくわけですね．それは割合多い．

三村 アルツハイマー病の作話に焦点を当てた研究も最近は出てきていますが[22]，確かに一般的にはこれという大きな特徴がありません。今先生がおっしゃったような，どちらかというと当惑作話的な，尋ねられてそれをうまく取り繕うような，アルツハイマー病の全般にみられる取り繕いとか，場を合わせるというような反応の中で作話がみられると考えたほうがいいかもしれません。

山鳥 確かに中核的な症状の中の健忘の症状として現れるということが多いと思いますが，それ以外のアルツハイマー病特有のタイプの作話というのはありますか。

三村 あまりないと思います。ただ，健忘症候群の場合と比べて，昔のおとぎ話のようなくり返し学習した知識が混入しやすいとか[22]，一方で意味記憶の領域でも作話を生じやすいなどと言われています。歴史的には，アルツハイマー病というか，認知症の中に，プレスビオフレニー presbyo-phrenia という健忘を中核として，ほかの症状があまり目立たずに作話が豊富に出てくることを特徴とするタイプが位置づけられていました。そういう意味でベリオス（German E Berrios）[23]が言うように，作話は認知症においても1つの重要な症状としてとらえられているとは思います。

　先ほども触れたのですが，私は作話と妄想というのは背景にある情動的な色彩というのは随分違っていると考えています。妄想というのは確信的な情動的なものからつながって出てきているのに対して，作話というのは非常にのんびり構えて淡々として，それを言っている本人も何かけろっとしているということが多いので，そこがやはり違う。両者は情動系の回路の基盤が違うのではないかなと思います[24]。

山鳥 妄想的なものが入ってくるときは情動的な裏打ちがあって，解釈がなされてくるのだろうけれども，単純な作話の場合というのは，むしろ言語機能が空回りしているところがありますね。話はどんどん進んでいるけれども中身は空虚。確かに成立基盤が違うのでしょうね。

三村 今のところ作話もそういう取り繕い的なというか，当惑作話については神経基盤はあまり考えられていなくて，やはりその神経基盤が問われ

ている作話というのはもっと空想的，あるいは自発的な作話だと思います。

山鳥 非常に productive な内容を持った話を作るという。

河村 作話というのはどういうふうに分類するのですか。

三村 内容的には，大きく分けると，あり得ないことを話すスケールの大きな空想作話と，その反対のありふれたつまらない内容を話す平凡作話ないし貧困作話です。一方，状況との関連ということでいうと，当惑作話や誘発作話と言われる，何か聞かれてそれに対して答える形の作話と，反対の自発作話といって，自分からどんどん変なことを言ってくる作話という分け方ができます。ただ，これらは一応，軸が少し違うということだと思います。一般的には，自発作話は空想的であったり，内容が豊富であったりすることが多い。一方，貧困作話は当惑的で誘発的であることが多いので，恐らく直行するような軸ではなく，少しずれているのだと思います。

山鳥 そうでしょうね。

河村 前脳基底部損傷で作話というのは結構ありますよね。あそこが責任病巣ですか。

三村 前脳基底部損傷だけでは多分説明がつかないと思います。前脳基底部損傷だけで作話が出てくるかというと，確かにそういう報告もありますけれども，どちらかというと否定的だと思います。

山鳥 藤井俊勝君が前脳基底部についてずっとやっていますが，前脳基底部の特徴の1つは作話だというとらえ方をしています[25]。定義として何を作話というか，ということもあるのかもしれないけれども。

三村 空想的な，あるいは自発的な作話がずっと続くということが前脳基底部の損傷だけで起きるかどうか，という問題だと思います。むしろ一過性にはというか，例えばアルコールによるコルサコフ症候群の作話は有名ですが，あれはそんなにずっといつまでも作話現象を続ける病気でもありません。当初，活発な作話を認めても，ある程度のところで，大体半年とか1年ぐらいでおさまってくることが多い。そのような経過は前交通動脈瘤破裂後の前脳基底部健忘においても共通していると思います。むしろあ

る段階で消えてくるのではないかと思います。経験的には右前頭葉眼窩部に大きな梗塞を伴っているような例で作話が持続します。
山鳥 それはそうですね。思い出させると，その内容にいろいろ素材は入っているけれども，組み立てが間違って結果的には作話に聞こえるというようなそういうタイプは，前脳基底部で多いですね。

作話の実例

―― 普通，作話傾向とかよく言われますけれども，診療中にこれは明らかに作話であるというふうにすぐ気がつくものですか。
山鳥 質問するでしょう。質問に対してぽんぽん返事が返ってくるけれども，そんなはずはない，と単純には考えるわけです。
―― 医師がだまされるぐらいにまことしやかにうそをつくとか，そういうことはないのですか。
三村 一般的には，例えば1週間前に病気になってずっと入院しているのだけれども，「昨日はどうでしたか」と聞くと，「昨日は大阪に行ってお好み焼きを食べました」とか，それはもうあり得ないような答えをするのが，空想作話です。現実的にはちょっとあり得ないだろう，ということで気づかれることが多いし，普通は急性期を過ぎた，亜急性期の段階で気づかれることが多い。これは別に医師でなくても，看護師でも家族でも，すぐ気づきます。

ただ，こっちからいろいろ聞いていかないと確かにわからないこともあって，どこまでのところを作話ととらえるのか。つまり作話なのか，それとも単なる間違いなのか，その線引きは問題になっています。作話質問表を用いて定量的に聞こうとすると，そういった基準の認定の難しさがネックになるのだと思います。

だから，作話質問表で定量化する以前に，患者さんと常に接しているというのは基本だし，看護師から「先生，この人はおかしなことを言っています」という話があったり，家族から「父の言っているのはどういうことなのでしょうか」と言われたり，そういうことがヒントになる場合は多々

あります。だから、作話に関しては、医師のほうでも、どういう質問をどういうセッティングの中で投げかけるかという自分なりのパターンをいろいろ持っていたほうがいいと思うし、空想作話をピックアップするようないくつかの定型的な質問というのもあります。

さっき山鳥先生がおっしゃったように、たとえ空想作話であっても、完全にでたらめなほら話が出てくるということはむしろ滅多になくて、多くは昔自分が本当にやった体験が時間空間的にばらばらになって、ごちゃ混ぜになって出てくるのです。だから今、入院しているのだけれども、10年前の仕事をしていた現場にいるような気分になったりする。そういう自分の置かれている環境とか、状況に対する誤認がやはりベースにあって、その中で過去の体験、時間、空間がごちゃ混ぜになって、自分の都合のいいように解釈して話しているということなのだと思います。だから、その人の生活歴というか、そのへんのところをよく聞かないといけません。どこまでどれだけ変な話なのか、変は変だけれども、それなりに昔のできごとを寄せ集めるとまあまあ説明できるのではないか、みたいな話があったり。極端な空想作話の人というのは、まったくあり得ない状況の中で自分で平気で話をつくります。例えば私がよく患者さんに聞くのは、「今年東大に1番で受かった人はだれですか」といった質問です。空想妄想の人は平気で「〇〇さんですか」とか言ったりします。作話質問表にもありますけれども、このような答えられないような質問に平然と答えようとする姿勢を持っているところが特徴です。

河村 あまり悪気はないですね。

三村 全然ないですね。

河村 健常の人がうそをつくときと全然違って、例えば得をしようというのと違うのですね。

三村 違うと思います。未来についての話もそうです。「来週は何をしますか」と、骨折して入院している人に聞いても「ディズニーランドに行って遊んできます」みたいなことを平然と言ったりとかですね。

穴埋め現象

河村 やはり取り繕いの一種ですか。

山鳥 ある種の穴埋め現象でしょうね。自分の尋ねられたことに対してデータがないところをぱっと別のデータで埋めてしまう，言葉で飾るというかね。

三村 そうですね。やはり作話は基本的には記憶の間隙があって，その穴が空いたままでいいやと思う人と穴を埋めようとする人とがいるのだと思います。

山鳥 だけど，そこに穴があいていることがわかれば，これはある種，自覚があるわけで，そこが病態失認ではわからない。意識的にそこがわからないけれども，データが入ってくる。そうすると，そこに何かを流し込んでいく，そういう構図だと思います。

三村 流し込むときには大体自分のもとの体験で流し込むのが一番楽というか，簡単ですから，多分そういうことが起きているのだと思います。それに対して，本当に実体験がないようなことを流し込む場合というのは，ちょっと特殊だと思います。しばしば過去の自分の体験ではなくて，今現在自分が体験していることを流し込むみたいな場合があって，例えば首相がしゃべっているのをテレビで見た後に，「きょうは何をしましたか」と聞くと，「首相と食事をしていました」というようなことを言う。つまり実際の自分の体験の代わりに，さっき見た光景の中から取り出してきたり，もしかしたら「その人と食事ができたらいいな」という願望があったのかもしれません。つまり，頭の中で思い描いたことが自分の体験だというふうに勘違いしてしまう。実体験と頭の中で空想したこととがごちゃ混ぜになるような場合は「reality monitoring が障害されている」という言い方をします。たいていは前頭葉系の判断に支障があるだろうという話になります。

山鳥 そうですね。欠損をどれだけ意識しているか，していないかで違ってきますからね。質問されて「わからない」という自意識があれば止まるわけだけれども，わからないという自意識がなければ，ぽんぽん言葉を多

記憶障害の連続性

—— 一種の防衛機構とか，そういうものではないでしょうか。

山鳥 代償というか，隠すというか，言語の自走というか，ゲシュヴィント先生はごく単純なものでも言語的な穴埋めは全部作話と呼んで考えていた。失認でわからないものにぽんと別のことを言ってしまうのも作話と呼んでいます。言語システムが空回りしているというか，自動的に動いているというか，情報が入ってこないけれども答えは出す。そういう非常に小さい言語現象まで作話と呼んでいました。

—— いつごろそういう病態が発見されたのですか。

山鳥 作話はコルサコフ（Sergei Korsakoff）の最初の記載からあります[26)27)]。記憶障害，作話というのはある種必発の症状ですから。

三村 濱中淑彦先生のお考えによれば，記憶錯誤と妄想とを連続性のある1つの軸の両極だと考えたときに，作話というのはその両極の間に落ちる現象だということです[13)]。多少とも記憶障害がないと一般的には作話とは呼ばないです。だから，そういう記憶障害があってということになると，必然的に時間的な背景の中で起きてくる現象で，うそのような時系列は関係がない現象とは区別されます。つまり「明日，新車を買うよ」とか，そういうことを言ったとして，それはその人の願望とか夢が時系列に関係なく表現されているだけです。脳器質疾患における作話というのは，やはり記憶障害を背景として，それを穴埋めをするような状況が想定されている。それがどんどん時系列から外れていって，妄想というのはそういう意味では時系列と原則的には関係のない現象ですから，最も時間性のうすい極にある。そんな話だと思います。だから，作話と妄想という話になると常にボーダーがあいまいになって，どこらへんで区分けできるのか，できないのかという話になります。作話は妄想に比べて時間性がうすく，確信度もうすい。しかし，連続線上にあって区分けはあいまいということじゃないでしょうか。だから，作話と妄想には共通した基盤があって，そのう

ち1つの中心的な障害基盤はさっきの reality monitoring の問題です。現実に起きてきていることとか，自分が置かれている状況に対して自分がどういうふうに反応するか。あるいは自分の得た情報のソースがどこにあって（source monitoring），それに対してどういうふうに自分で感じるかというところに問題がある。脳基盤については，例えばフリス（Chris Frith）[28]とか，バージェス（Paul Burgess）[29]は前頭葉の内側領域と言っています。妄想と作話にはこんなふうに共通している reality monitoring の問題があるにしても，さらに作話というのは記憶によりウエイトがあって，確信度が低く，より淡々としている。妄想というのはより情動にウエイトがあって，より時間とは関係がなく，確信度が高い。そういったぐらいの区分しかできないのではないかと思います。

山鳥 そういうふうに説明してもらったら，よくわかります。

病識―病態失認

三村 病識の問題はどうでしょうか。この問題は必ずしもアルツハイマー病やピック病に限らず，血管障害，外傷でも起こります。病識という場合には，その疾患自体というか，「脳卒中になった」ということへの病識ということもあると思いますが，どちらかというと疾患そのものというよりも，その疾患に伴って明らかに生じている麻痺とか，失語とか，あるいは記憶障害とか，そういった症状に対しての病識と考えたほうがいいのだろうと思います。

山鳥 認知症では，社会的な能力が落ちてくるということの背景として自分の行動がモニターできなくなっている。本人の中で何が起こっているかということに対するモニター機能が，つまり病識というのがなくなっているというのがすごく大きい。認知症を考えるときの重要なポイントだと思います。もし，病識があればそれは初期段階である可能性が非常に強くて，進行してくると，病識が出にくくなるという原則があると思います。

河村 1つの解釈ですが，三村先生がおっしゃっていたような脳の前後モデルみたいなもので解釈できるのではないかなと思っています。つまり，前頭葉損傷では自己を失って環境依存的になるでしょう。頭頂葉とか，側頭葉とか，後頭葉の後方部分というのは，視覚とか，聴覚とか体性感覚で，要するに環境を認知しているわけです。そちらが障害されるとさまざまな種類の失認が起こるのですけれども，一方で前頭葉機能が活性化して，自己中心的になるということもあるのではないかと思います。だから病前の自分自身を信じる。だから，アントン症候群とか，それから病態失認 anosognosia と言われているものは，そういう解釈も成り立つのではないかなと思っていますが，どうでしょうか。

三村 脳のどこが壊れると，それで病態失認になるかという問題は単純には言えないと思います。今，河村先生がおっしゃったようなアントン型とか，またバビンスキー型とか，そういう病態失認は，基本的に脳の後方病変で出てくるし，一方で，前頭葉の損傷でもそういう病識の顕著に障害されているケースもあれば，むしろ保たれているケースもあって，一概には言えない。前頭葉に関していえば多分，背外側領域は結構大きく損傷されても病識そのものは保たれる気がします。むしろ病変が内側領域に寄っていったほうが病態失認の問題が出てくるのではないか。ですから，背外側領域は多分，外界からの情報を総合的にジャッジするようなところなので，病識とは関連していても単独では多分…。

河村 確かにそうですね。昔は帯状回の前部を手術で切除するチングレクトミーというのをやったけれども，あれはもともとは痛みをとる手術です。痛みはなくなってしまうけれども，痛いという感覚，要するに痛みの病識がなくなると説明されています。だから，先生の話と合いますね。

痛覚失象徴

山鳥 だから，帯状回の障害のときはいわば痛覚失象徴 pain asymbolia の状態をつくっているということですね。

河村 そういうことです。病識がなくなるということで，一番有名なのは

運動障害で，すべての運動現象にあると思います．私が Journal of Neurology, Neurosurgery and Psychiatry に出したのは，尾状核梗塞で不随意運動の病識がなくなってしまった人で，急性片側舞踏運動 acute hemichorea がみられたのです[30]．右手が動いてしまう．調べたら尾状核梗塞の剖検例でまったく同じ現象が記載されている．Neurology に不随意運動の病態失認について書いてありました[31]．その考察の中に尾状核から帯状回前部への両方向性の連絡ということが非常に大事だということが書いてあって，痛覚失象徴と同じような理屈が考察されていました．ただ，私はその痛覚失象徴のことは知らなかったのです．実は失語症学会の時代にそれを発表しました．植村研一先生が手を挙げてくれて，「それは痛覚失象徴」とおっしゃってくれて，「ああ，なるほど」と思いました．

　おもしろかったのは 30 年ほど前にボストンで，病態失認の講演を聞きました．だれが話したかというと，ダマシオ（Antonio R Damasio）．実に見事な講演でおもしろかったです．彼の話ではすべての脳障害というか，大脳症候に病態失認があって，心筋梗塞とか，胃がんとか，全部あるというのです．心筋梗塞は特に多い．それは情動との関係で説明していましたけれども，多分，あの人の最近書いた "Looking for Spinoza"[32]だとかああいうものを読んでみると，考察されているような気がします．ただ，anosognosia のかなりしっかりとした総説というのは山鳥先生ですね．『神経心理学入門』[33]でも多く扱っている．

山鳥　病態失認というと，やはりワインスタイン（Edwin A Weinstein）がすごく大事だと思います．ワインスタインの病態失認に関する 2，3 の論文というのは非常におもしろい[34)35)]．その後神経心理学ではある程度機械的な症候のとらえ方が増えて，あまり引用されなくなっていますけれども，ゲシュヴィント先生も 1965 年の論文[36)37)]に引用している．ワインスタインのは防衛反応的な力動的な解釈で，何かを defense するために認知しなくなる．極端なことを言えば認知したくないから認知しないのだという思想が背景にあって，特殊な解釈かもしれないけれども，非常におもしろい．だから，今の心筋梗塞でもそういう防衛反応的な機制で病態失認が

起こっているという可能性があるのかもしれない。

河村 多分そういう脈絡でダマシオも話したような気がします。Denial of illness[34)35)], 有名な論文ですね。

山鳥 そうです。

河村 あの本では病前性格が重視されていますね。それを引用した覚えがあります。

三村 少なくとも脳の問題だけで病態失認は多分説明できなくて, そういう病前性格の問題や現実に起きている障害に対しての否認の問題, ワインスタインはそういう立場だと思います。脳基盤だけでなく, こういう問題も一方で考えに入れるべき現象だと思います。例えば, さっきの不随意運動の話でも, 我々が精神科でよく経験するのは, 統合失調症で大量に抗精神病薬を長く使っていたりすると, 遅発性のジスキネジアが起きます。でもものすごくひどい不随意運動を呈していても, 本人は結構けろっとしているのです。

山鳥 それは気がついているのですか。

三村 気がついている場合もありますけれども, 多くの場合, こちらから指摘しないと本人からはあまり言ってきません。ですから, 私はさっきの河村先生のダマシオの話というのも, 否認ないし無関心というのも1つの心理現象として考えたときに, まったく脳基盤と別個に起きてきているというよりは, むしろいろいろな外因や, 心因, 脳への侵襲を受けて, 人間の脳が全体としてどういうふうに反応するのか, 例えば報酬系とか, そういう仕組みの中でどのように反応していくのが脳として損傷を受け入れやすいのかということまで, 考えていったほうがいいのかもしれないと思います。特にアルツハイマー病などの場合, 障害を気づかないほうが個体は楽かもしれない。

高齢者の意識

河村 ウェルニッケ失語のジャルゴン jargon も病態失認という考えはありますよね。

三村　ブローカ失語ではむしろ病識は保たれますよね。
山鳥　ウェルニッケは保たれない人が多いね。
三村　ああいうのは単純にインプットが悪くなっていて，自分のしゃべっていることがフィードバックがかからないから，自分の障害を了解できないのだという解釈でしょうか。
山鳥　あれは難しいと思います。
河村　ジャルゴン型の1つの特徴は，若年のウェルニッケ失語では起こらないでしょう。高齢で起こる。
山鳥　ジェイソン・ブラウン（Jason Brown）[38]が言っているよね。
河村　ジェイソン・ブラウンのジャルゴン失語，データもあります。やはり何らかの代償機能から年をとると，なる。
三村　要するに，若いころには，起こった障害に対してそれを代償するメカニズムが働くから，修正していけるみたいな，そういうことですか。
河村　そうかもしれませんね。
三村　それはおもしろいですね。
河村　だから年とって代償が効かなくなるというのは，いいことですよ（笑）。
山鳥　そうですね。生活の知恵ですね（笑）。
三村　認知症の病識ということで考えると，やはり記憶障害に対して，ということが中核にはなるのかもしれませんけれども，むしろ，今までの話を考えると，記憶障害を含めて自分が社会の中でどう適応できているかということの病識ということが問題ということですね。
山鳥　そういうことだと思います。これは私のそれこそ妄想ですけれども，そこはやはり意識の問題に入ってくると思います。非常に広い意味での意識，その人その人が今，ここでとらえている意識の広さというのがあって，その広さの中でいろいろなものを配置して整然とした心理生活をやっているわけですが，私の個人的な経験では，ずっと毎日接している感じから言うと，高齢者の老人性認知症に限りますけれども，意識全体が狭くなっているという印象を持ちました。意識がうまくはまっているときは

しっかりしています。それが一旦ずれてしまうと，もう全然突拍子もない話になる。と思うと，次の瞬間にはぽんとまともな状態。何が起こっているのか，意識の枠組みが，揺れてきているような可能性があって，何年かたつうちにそれがずっと狭くなっていく。

三村　それは私も本当に同じように感じます。徐々になっていくということになると，特に高齢のアルツハイマー病で目立つことかもしれませんけれども，むしろ若年のケースとか，あるいはほかの脳損傷例で，病識に問題があるケースというのも，共通して言えるのではないかという気がします。

山鳥　それと，age related の意識の問題というのが多分あって，それは私の個人的な経験として，若いときよりは意識の動きというか，意識の範囲が狭くなっているような気がします。それはこれがこの病気の前段階なのかとかいう問題ではなくて，age related な良性の変化ですね。意識全体の範囲は絶対に昔よりも狭いという気はします。

三村　そういう意味ではエデルマン[39)]がいうように，意識を常に一定のものだと考えて脳基盤を考えようとするからおかしなことになる。

山鳥　ずっと揺れているものだと思います。さっきはそこ，今はここでかなり意識というのは動いています。今，ここにいる私の意識と，例えばホテルで朝起きたときの意識というのは時間軸と空間に縛られて，やはり意識していることの範囲が動いているわけです。そういう柔軟性というものとか，その広がりとか，何かそういう問題もあるように思いますよ。テストでは出ない。自分の行動で推論しているということになりますけれども。

うつ

auditor A　アルツハイマー病などの周辺症状であるうつのメカニズムや，病理学的基盤，または心理モデルというのはどういうところまでわかって

いるのでしょうか。

三村 今，河村先生と脳卒中後うつ病 post stroke depression や，パーキンソン病のうつについて，共同研究をしていますけれども，アルツハイマー病も含めて，脳器質性疾患でうつ病がどのぐらいいるのかという話がまずあります。これは田邉先生に言わせると，アルツハイマー病で意欲がない状態をうつと誤認してはいけない，と。だから，そういう意味で気をつけなければいけない問題の 1 つはアルツハイマー病でどういう状態をうつと呼ぶのかという点です。

　もう 1 つの背景として，うつ病というのはもともと仮性認知症 pseudodementia であって，うつを治療すれば認知機能はよくなる。しかし，うつの悪いときにはまるで認知症のように見えるということで，同じ認知機能障害を示していても，それが治療可能（treatable）な仮性認知症か，そうではない本来の進行性の認知症かを区別しなければいけない。その意味で言えば，うつ病の患者さんをアルツハイマー病と誤認してはいけない。適切な治療のためにもそれは最も重要な点です。

　そういう点を踏まえてアルツハイマー病のうつを考えた場合，意欲低下，発動性の低下といった，いわゆるアパシーの状態と，憂うつな気分，気分の落ち込みがある本来の状態とは，臨床的な状態像として分けて考える必要があると思います。

　前にもちょっと話に挙がった DSM-IV や ICD-10 といった診断基準では，極端に言えば憂うつな気分が全然なくても，発動性の低下があるだけで，それなりにほかの症状を満たせば，それをうつ病と呼ぶわけです。だから，そうなるとアルツハイマー病でも，パーキンソン病でも，脳卒中後でも，それなりにうつ病の診断基準を満たす人は，まあまあいることになります。けれども，そこで見ている状態像の多くは発動性低下が前景であって，要するにやる気が出ない，パワーが落ちているという状態です。こういう人たちも，操作的には診断基準上はやはりうつ病になり，一般人口におけるうつ病の有病率が大体 1 割ぐらいですから，パーキンソン病でも，脳卒中後でも，アルツハイマー病でも，たぶんその意味でのうつ病は

少なくとも2割ぐらいはいるだろうと大体想定される．

　しかし私自身は憂うつな気分が目立つのが本来のうつ病だと思います．悲しくなって，悲哀気分が目立って，憂うつな感情を伴っている．そして，そういう人はアルツハイマー病の中でも決して多くはないのではないか．アルツハイマー病でも，そういう憂うつな気分が目立つうつ病の人は間違いなくいます．しかし，一般的には，むしろアルツハイマー病の人というのはどちらかというとへらへらして，多幸的でのんきになって，うつとはむしろ対極にある．促さないとやる気が出ない，おっくうである，そういうアパシーが前景の人が多いと思います．

auditor A　それは病理的な変化が一時的に現れてきているような気分障害というか，性格変化というふうに考えられるのでしょうか．

三村　うつ病で障害される脳の部位というのは比較的わかってきているので，そのようなうつ病の責任病巣とアルツハイマー病でうつ症状の出てくる人の障害部位とでオーバーラップしている部分があると考えたほうがいいと思います．

auditor A　うつとか，反対に多幸的な人の話がありましたが，ほかにも例えば意固地になるとか，ちょっと家族と口論になりやすくなる，いらいらするというのとはまたちょっと違うのですか．

三村　それとは別な話だと思います．アルツハイマー病でも，ごく初期の頃は，自分の状態の変化を感じたりして，反応性に，それなりの心因というか，家族関係とか，いろいろな原因があって精神不安定になるということがあってもおかしくない．しかし，反応性の要素だけでは説明がつかない．やはりアルツハイマー病の人の脳の中にうつ病をきたすのと共通した脳内変化があるのだろうと考えます．1つの可能性としては，アルツハイマー病は側頭葉から頭頂部の障害が主体であって，前頭葉の障害は初期にはむしろ軽いのだと思いますが，前帯状回の機能障害が目立つようなタイプの人は，うつをオーバーラップすることがあるのではないか．だから，うつ病とアルツハイマー病というのは，昔は鑑別の対象でしたが，最近はうつ病があるとアルツハイマー病になりやすいというのは，これはほぼ定

説になっている[40]。うつを伴うMCIの人は,そうではないMCIの人に比べるとアルツハイマー病化しやすいということも比較的言われています[41]。

■参考文献

1) Murayama N, Iseki E, Endo T, et al : Risk factors for delusion of theft in patients with Alzheimer's disease showing mild dementia in Japan. Aging Ment Health 13 : 563-568, 2009.
2) Fukuhara R, Ikeda M, Nebu A, et al : Alteration of rCBF in Alzheimer's disease patients with delusions of theft. Neuroreport 12 : 2473-2476, 2001.
3) Ikeda M, Shigenobu K, Fukuhara R, et al : Delusions of Japanese patients with Alzheimer's disease. Int J Geriatr Psychiatry 18 : 527-532, 2003.
4) Shigenobu K, Ikeda M, Fukuhara R, et al : Reducing the burden of caring for Alzheimer's disease through the amelioration of "delusions of theft" by drug therapy. Int J Geriatr Psychiatry 17 : 211-217, 2002.
5) Metzler-Baddeley C : A review of cognitive impairments in dementia with Lewy bodies relative to Alzheimer's disease and Parkinson's disease with dementia. Cortex 43 : 583-600, 2007.
6) Ellis HD, Lewis MB : Capgras delusion : a window on face recognition. Trends Cogn Sci 5 : 149-156, 2001.
7) 秋山知子,加藤元一郎,村松太郎,斎藤文恵,三村 將:情動に修飾される人物同定障害.高次脳機能研究 24:253-261, 2004.
8) 平山和美,目黒謙一,島田真須美,他:Nurturing症候群,地理的定位錯誤を呈し,Lewy小体を伴う痴呆と考えられた1例.脳と神経 55:782-789, 2003.
9) 森山 泰,村松太郎,加藤元一郎,三村 將,他:アルツハイマー型認知症における表情認知と精神症状・行動障害との関連について.臨床精神医学 37:315-320, 2008.
10) Harciarek M, Kertesz A : The prevalence of misidentification syndromes in neurodegenerative diseases. Alzheimer Dis Assoc Disord 22 : 163-169, 2008.
11) Turtzo LC, Kleinman JT, Llinas RH : Capgras syndrome and unilateral spatial neglect in nonconvulsive status epilepticus. Behav Neurol. 20 : 61-64, 2008.
12) 河村 満,佐藤甫夫:自己鏡像誤認症候群.臨床精神医学 14:703-706, 1985.

13) Ajuriaguerra J. de, Strejilevitch, M. et Tissot R : A propos de quelques conduites devant le miroir de sujets atteints de syndromes démentiels de grand âge. Neuropsychologia 1 : 59-73, 1963.
14) 濱中淑彦：臨床神経精神医学―意識・知能・記憶の病理．医学書院，1986.
15) 石丸美和子，小森憲治郎，真田順子，他：進行性失語の経過中に鏡現象を呈した一例．高次脳機能研究 4：327-336，2007.
16) Charcot JM : Legons du Mardi de la Salpêtrière. Policliniques 1888-1889, Notes de cours de Mrs. Blin, Charcot et Collin. Paris, A. Delahaye et E. Lecronier, 1890.
17) Charles Bell（岡本　保訳）：チャールズ・ベル―表情を解剖する．医学書院，2001.
18) Spoletini I, Marra C, Di Iulio F, et al : Facial emotion recognition deficit in amnestic mild cognitive impairment and Alzheimer disease. Am J Geriatr Psychiatry 16 : 389-398, 2008.
19) Kan Y, Mimura M, Kamijima K, Kawamura M : Recognition of emotion from moving facial and prosodic stimuli in depressed patients. J Neurol Neurosurg Psychiatry 75 : 1667-1671, 2004.
20) Kan Y, Kawamura M, Hasegawa Y, et al : Recognition of emotion from facial, prosodic and written verbal stimuli in Parkinson's disease. Cortex 38 : 623-630, 2002.
21) 鶴谷奈津子，河村　満：身振り・手振りを解釈する脳．月刊言語 37：36-43，2008.
22) Attali E, De Anna F, Dubois B, et al : Confabulation in Alzheimer's disease : poor encoding and retrieval of over-learned information. Brain 132 : 204-212, 2009.
23) Berrios GE : Presbyophrenia : the rise and fall of a concept. Psychol Med 16 : 267-275, 1986.
24) 仲秋秀太郎，三村　將：作話と妄想．こころの科学 138：71-77，2008.
25) 安倍光代，大竹浩也，鈴木匡子，鈴木麻希，藤井俊勝，山鳥　重：前脳基底部病巣による健忘と作話の質的特徴．脳と神経 53：1129-1134，2001.
26) Korsakoff SS : Disturbance of psychic function in alcoholic paralysis and its relation to the disturbance of the psychic sphere in multiple neuritis of non-alcoholic origin. 1887. Quoted by Victor M, Adams RD, Collins GH : The Wernicke-Korsakoff Syndrome. Oxford, Blackwell, 1971.
27) Korsakoff SS : Psychic disorder in conjunction with peripheral neuritis. 1889. Translated by Victor M, Yakovlev PI : Neurology 5 : 394-406, 1955.

28) Frith C : The neural basis of hallucinations and delusions. C R Biol 328 : 169-175, 2005.
29) Turner MS, Simons JS, Gilbert SJ, Frith CD, Burgess PW : Distinct roles for lateral and medial rostral prefrontal cortex in source monitoring of perceived and imagined events. Neuropsychologia 46 : 1442-1453, 2008.
30) Kawamura M, Takahashi N, Hirayama K : Hemichorea and its denial in a case of caudate infarction diagnosed by magnetic resonance imaging. J Neurol Neurosurg Psychiatry 51 : 590-591, 1988.
31) Kawamura M, Takahashi N, Hirayama K : Hemichorea and its denial in a case of caudate infarction diagnosed by magnetic resonance imaging. JNNP 51 : 590-591, 1988.
32) Damasio AR : Looking for Spinoza. Harcourt, 2003／田中三彦訳：感じる脳．ダイヤモンド社，2005.
33) 山鳥　重：神経心理学入門．医学書院，1985.
34) Weinstein EA, Kahn RL : Denial of Illness. Springfield, Charles C Thomas, 1955.
35) Weinstein EA, Kahn RL : Personality factors in denial of illness. AMA Arch Neurol Psychiatry 69 : 355-367, 1953.
36) Geschwind N : Disconnexion syndromes in animals and man. I. Brain 88 : 237-294, 1965.
37) Geschwind N : Disconnexion syndromes in animals and man. II. Brain 88 : 585-644, 1965.
38) Brown JW, Grober E : Age, sex, and aphasia type. Evidence for a regional cerebral growth process underlying lateralization. J Nerv Ment Dis 171 : 431-434, 1983.
39) Edelman GM : Wider than the Sky : The Phenomenal Gift of Consciousness. Yale Univ Press, 2004／冬樹純子訳：脳は空より広いか――「私」という現象を考える．草思社，2006.
40) Geerlings MI, den Heijer T, Koudstaal PJ, et al : History of depression, depressive symptoms, and medial temporal lobe atrophy and the risk of Alzheimer disease. Neurology 70 : 1258-1264, 2008.
41) Palmer K, Berger AK, Monastero R, et al : Predictors of progression from mild cognitive impairment to Alzheimer disease. Neurology 68 : 1596-1602, 2007.

第 4 章
患者へのかかわりをみる

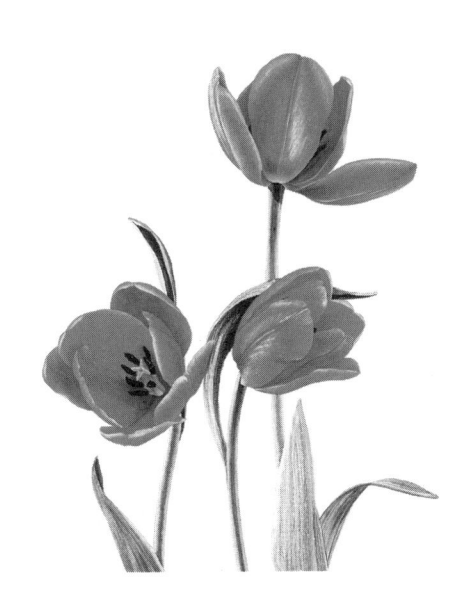

認知症の告知

告知と国民性

三村 最後に，認知症の患者さんへのかかわりについてお聞きしたいと思います。実際，患者さんが外来に来られたり，あるいは入院をしたりしていて，どう考え，どう接したらいいのかについて，現場で困っている人たちはたくさんいると思います。そういう問題については，随分いろいろなところでいろいろなことが言われていると思いますが，ここで改めて先生方のお考えも伺ってみたいと思います。

まず，私のほうでお聞きしたいのは，認知症で認知機能が落ちてきている患者さんに対して，どういうふうに病気を伝えたらいいのか，いわゆる病名告知の問題も含めてになりますが，いかがでしょうか。

山鳥 これは難しいと思います。私は病名告知というのは認知機能がしっかりしていて，これから先のことが全部理解できる人にはもちろん，1対1の人格として病名告知するというのはいいと思う。でも，特にアルツハイマー病の人に「あんたは将来ぼけてくるぞ」というふうな告知をして，だれの何の役に立つのでしょうか。本人にとっては何の役にも立たない。本人はもうどうしようもないということがありますから，私はこのことに関しては非常に懐疑的です。

レーガン大統領や俳優のチャールトン・ヘストンのように，告知されて，自分も公表して，というタイプの人は，よっぽど個性の強い，小さいときからそういうふうに育てられた，アメリカ流というか西洋狩猟社会の人間にはいいかもしれませんけれども，集団農民社会の日本人ではどうでしょうか。私は懐疑的ですね。現に僕の身近な人で最後まで診ていた人がいますけれども，何もそういうことは言わずにナチュラルな感じで過ごさせて，それで一番よかったと思います。自分の身になって考えてみたら，例えば私は専門家かもしれないけれども，そんなことは言ってほしくな

い。そもそもそんなこと，テストもしてほしくない。認知とか，人格にかかわる問題というのは，難しい問題だと思います。私はまだ明解な答えを持っていないです。

三村 レーガンのときは decade of the brain というようなアメリカ全体で神経疾患の研究を進めていこう，そのためのキャンペーンもあってカミングアウトしたところがあったので，ちょっと特殊な事情だったと思います。確かに今，山鳥先生がおっしゃったように，この問題はやはり認知機能の低下という問題がある一方で，根本的にその人の一個の人格としての問題，ないしその人の考え方とか，生き方とか，そういう点とつながる話だから，安易に告知をする，伝えるという姿勢には少なくとも私も反対です。

　一方で，この告知の問題は，恐らく10年前にはあまり面と向かって取り上げられることは日本ではなかったと思います。そういう意味で言うと，私がびっくりしたのは，むしろこういう病名告知はあまりおおっぴらに伝えるものではないというふうに思っていたのが，アメリカにいたときに，そういうものは普通に伝えている，ないしは伝えるべきだという姿勢があったことです。びっくりしたのでその後いろんな人にも聞いたけれども，アメリカの研究者とか，臨床家は確かに皆そうでした。

　例えばリザックという神経心理学の大御所は非常に臨床的で常識的な人ですが，その人にこの問題について聞いたときも，原則は伝えるのだと言っていました。それはなぜかというと，結局その人の残りの人生設計をやはりある程度自分で考えることができるように，と。前向きな生き方をしていて，しかも人生設計ができるような軽度の段階では，告知するのがいいのではないかということでした。病気がある程度進行してしまうともちろん，告知をするメリットはないだろうということでした。

山鳥 それはそれで十分理解はできる考えですけれども，それが一番の原則かどうかということに関しては疑問があります。

三村 そうですね。それは例えばこういう告知や脳死といった問題が，国民性というか国によって，大原則は同じでも，微妙な状況判断や国民の特

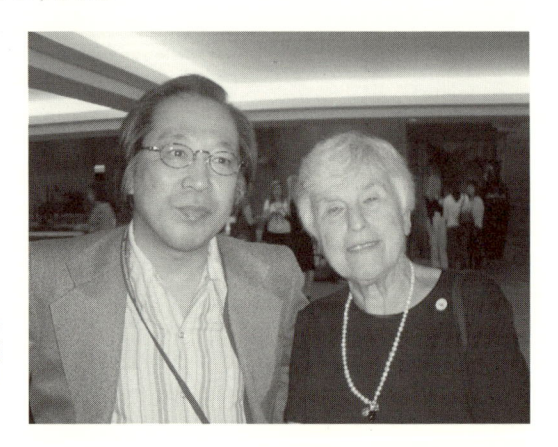

ミュリエル・リザック氏と河村氏。第36回国際神経心理学会総会(ハワイ島にて)。

異性みたいなものによってある程度その国ごとにコンセンサスが違って決まってくるということは十分あっていいと思います。そのあたりは今はむしろ，昔より比較的話し合われるようになってきたということだと思います。

告知問題の背景

三村 昔と違ってこういう告知の問題が取り上げられるようになってきたのは，1つには軽症の段階でみつかってくる人が増えて，また「私はどうなのでしょうか」と本人から聞いてくる人もいて，それに対してある程度scientificに答えていく必要も出てきたということがあります。それから十分ではないにしても，アルツハイマー病に対して適応を有する薬剤も出てきて，そういう意味では単なる宣告というか，「そういう病気です」と言うだけではなくて「では，こういう薬を飲みますか」とか，「こういうふうにしましょう」とかということが出てきたということもあると思います。あたり前ですが，病名について何も伝えなければ，「では，明日からあなたはデイケアに行きましょう」と言っても納得しない人だっているでしょう。説明業務というのは，今の医療の中では，最も問題になることの1つだとも言えます。

河村 三村先生が言った2点，薬があるということと，それから非常に早期に今は診断できるということから，私も原則として本人に話しています。それからもう1つ司法の立場があって，多分告知をしなければいけないのではないでしょうか。前にALSで調べたことがありますが，裁判事例がたくさんあります。告知をして負けた事例は1つもないはずです。告知をしないで医師が負けている例がたくさんあります。基本的には本人に話すべきだという司法の考え方は日本でもあります。
三村 それは告知しないで病気が進行して亡くなったりして，家族が訴えてくるのですか。
河村 要するにALSの場合はすぐに亡くなってしまうことが多いでしょう。そのときに財産管理の問題がでてくる。
山鳥 そういう制度的な問題と，個人的な心情みたいな問題と，全然違う側面があるのは確かだと思いますね。
三村 ですから，私はこの問題はすごく大きな深い問題で，やはり現場では告知するにしてもしないにしても，もっと十分考えるべきだと思います。少なくとも「臭いものにフタ」的な感じで何も伝えないのも，逆に杓子定規に機械的に告知するのも変だと思います。その人や家族によりそった上でどうするかといった判断が求められる。

嫌なことをうまく伝えるには

河村 慎重に議論して，それから説明方法を考えなければいけない。ALSの場合はちょっと極端な例だけれども，例えばアルツハイマー病の場合は経過が非常に長いでしょう。塩酸ドネペジルしか私は経験がないですけれども，かなり効く人はいますから，話します。ピック病や，FTDではそんなに詳しく話していません。
三村 そうですね。ですから，難しい問題として，1つは今，河村先生がおっしゃったように，ある程度進んでしまっていたりとか，初期からでも病識を欠いている人の場合には，病気を伝えてもそれを理解できる状態にない。病気に対しての自己認識というものがある程度保たれている段階で

ないと難しい。つまり理解する脳そのものが障害されてくる病気だという問題がある。

　それから，もう1つは確かに診断技術が発達して初期に診断できるようになってきたということはあるのだけれども，一方で，たとえ認知症だとしても，特に病名になると本当にその病気かどうかというのはある意味でわからない部分があります。どこまで伝えるかみたいな話になるのかもしれないですね。

山鳥　市民を1人ひとりきちんと権利保護をするという市民社会の原則から言えば，私情を外して言うべきことなのかもしれないですけれどもね。あまり私は割り切れません。

三村　私が横浜市民病院にいたとき，部長の本多先生は長くアメリカにおられたので，ALSの患者さんには必ず全例告知をしていました。大体同席させてくださったのですが，そのときに伝えるべきことをきちんと伝えて，なおかつ患者さんとの関係が非常にいい形で伝えておられた。いいことをいい雰囲気で伝えるのはだれでもできるかもしれないけれども，嫌なことをうまく伝えるというのはすごく勉強になった。だから，そういう形できちんと伝えるべきことをやはりある程度伝えながら，なおかつ患者さん自身が前向きな気持ちを失わないようにというのは，とても大事なことだなと思いました。

　そういう意味では，これは多分どなたも異論はないと思いますが，なるべく伝えようとはするけれども，どこまで，というのは結構いろいろで，私は同じアルツハイマー病でもアルツハイマー病と伝えている人もいるし，伝えていない人もいます。アルツハイマー病とは言わずに，認知症という表現で伝えると「私は認知症だけれども，アルツハイマーではないですよね」と言ったりする人もいたりして，そういうものをあえて否定はしない，ということもあったりします。

認知症のケア

1人ひとりに違うケアを

三村 ケアについてはいかがでしょうか。いろいろなことが言われていますけれども，先生方の実際の臨床の場で家族などにはどういうふうに説明するとか，接するとか。家族が力を失わないようにというのが一番あるかと思いますが。

河村 あまり特別なことを話していないです。家族が大切なので頑張りなさいとはいいますが。

三村 恐らく，家族だけではなくて，ヘルパーさんとか，あるいは病院の看護のスタッフとか，そういった人たち全般を通じて言えるのは，基本的には，こういうケアをすればすごくいいのだという特別なものがあるわけではないということだと思います。恐らくどんな病気でも共通かもしれないですけれども，認知症は特にそういうところがあって，強いて言うならばむしろ個別の患者さんのその背景をよく知って，むしろ10人認知症の患者さんがいてケアをするならば，その10人1人ひとりに違うケアをしていこう，ということです。違うケアというのはその人のバックグランドに沿って，その人によく，小澤勲先生の本[1]でも「寄り添う」という表現をしていますけれども，寄り添っていこう，そういったことを考える。それが骨格であって，そこから先にどういう対応をしていくというのはケースバイケースで，1人ひとり違う話なのではないかというふうには思います。

テレビを使ったケア

河村 1つ私たちが今やっている試みは，テレビ電話を使って，認知症の患者さんがたくさんいる介護施設でボランティアでゲームをやったりとか，会話をしたりしている。効果がそれなりに出ている。つくばの花き研

究所の望月寛子先生が中心です。

三村 千葉労災病院の安田清先生も，テレビを使っています[2]。ある意味で症状を利用しているところがあるのですが，テレビに映っている人物がそこにいるかのごとく患者さんに話しかけて，それに基づいてその患者さんがADLを向上させていくという仕組みです。映像で映っている人をその場にいると誤認している。スタッフが映っている場合もありますが，奥さんをそこに映して奥さんは別の部屋で寝ていられるとか。それもある種の遠隔リハビリテーションといえば言えるかもしれません。

　症状を利用するような方法としては，例えば田邉先生たちのグループはピック病の患者さんについて手続き記憶や常同的な行為を利用してルーチン化療法[3]という方法を試みておられます。ですから，疾患で障害される機能と保たれる機能があるとして，保たれる機能をなるべく生かすような治療や，常同行為を利用して，逆にある面でそれを強化するようなことで，患者さんの精神的な安定を図る。そういう方法は患者さんの日常の観察からあみ出された方法だと思います。さっきケースバイケースと言いましたけれども，疾患ごとでいろいろな特徴があって，その疾患をまずよく押さえて，その上で患者さんの症状を押さえて接していくというのが大事なのかなと思います。

山鳥 すごく難しい問題ですね。

三村 いろいろな接し方の中では，患者さんはそれぞれパーソナリティも違うし，今までどういうふうに家族と接してきたかとか，社会の中でどういう位置でやってきたかということがありますから，そういうものに基づいて考える必要がある。恐らく一番基本的なのは，何でもかんでも患者さんの話を受け入れる。病院にいるのにここが家だと言えばそこを家だとしてとらえて，すべてをそういうふうに受け入れるような，確認療法 validation therapy[4]という方法があります。その対極にあるのは現実見当識訓練法 reality orientation で[5]，患者さんの誤認している状況を訂正していくという方法です。でも，患者さんの混乱している状態をどこまで是正すればうまくいくかということは個別の問題ということになると思いま

す。どれかの方法が金科玉条的にいいということはなく，そこに気をつける必要があります。

音楽療法・回想法

河村 音楽療法というのはどうですか。効果があるのですか。

三村 効果があります。いろいろな施設ですごく使っています。しかし，あるとはいっても，これも大きな問題だと思いますけれども，均質な患者さんが100人いたと想定して，それに対してある一定の介入方法をしたという形でのいわゆるエビデンスは出せないという状況があります。根本的にこういう障害，特に認知障害に対してのリハビリテーションというのは，エビデンスを出しにくいというか，むしろその対極にある症例ベースでの話になるので，その意味では個々の症例の中で明らかに音楽療法なら音楽療法がよかったと思うケースはある。多くの人がその効果を感じているのだと思います。一方，それがなかなかscientificな形での均質群への均質なアプローチとしてエビデンスには至っていないというのが現状ではないかと思います[6]。

河村 厚生労働省が後押ししている回想法はどうですか。

三村 回想法も同じような感じですね。同じような，というのは，回想法のように，保たれた昔の記憶というのをある程度生かしてやっていこうという姿勢は，比較的取り組みやすい方法だと思います。しかし，一方で昔の話を話しているうちに昔と現在が混同してしまったりとか，そういうことがあって誤認を強める場合もあったりもします。気をつけながら実施すればとてもいいのではないかと思います。しかし，音楽療法と同様に高いエビデンスはありません[7]。

患者の状態をどう把握するか

auditor B 例えばアルツハイマー病の方だと，実際に三村先生は臨床で診ておられて，時間的，空間的な意識や，病識といった，内的状態はどういうふうな感じで変化していっているととらえられていますか。それに対

応して，介護していく方法というのを考えていかなくてはいけないかなと思うのですけれども。

三村 アルツハイマー病では，時間的にも，空間的にも，また自分自身の状態についての意識というのも，変容してきていて，それが全体としては多分，縮小して，幅の広がりというのは小さくなってきているのであろうと思います。それはダイナミックなもので，いつも変動する，一定のものではないのだという認識を持つことは大事だと思います。私が患者さんと接するときには，とりあえず自分の置かれている状況をどのぐらい把握しているのかを大雑把につかむことから始めます。

　そういう意味で，最初によく聞く質問は，年齢です。70歳の人が40歳と言えば，そのぐらいの気持ちで暮らしているのだなとまず思います。多くの場合，逆向健忘がありますから，それで40歳と言えば，最近病気になったとしたらざっと30年とか，10年前に発症していたら20年とか，そのぐらいの期間の逆向健忘があって，そういうふうに言うのだろうと推測します。

　たいていは「お幾つですか」と，「生年月日はいつですか」という質問とをペアでします。そうすると，アルツハイマー病の人は「生年月日はいつですか」という問いには，大体ちゃんと答えます。「お幾つですか」と聞いても，「年はわからない。ちょっと忘れちゃった」と言うのに，「生年月日は，○○です」と自分から言ったりする人もいたりします。つまり生年月日という意味記憶はむしろちゃんととしていて，その一方で，年ごとにバージョンアップしていく年齢のようなエピソード記憶に基づく知識というのはむしろ障害されてきているというふうに一般的には考える。ところが，FTLD，特に意味性認知症の人は逆です。この人たちは年はちゃんと答えても，生年月日と言われると「それは何だっけ」と言う人が結構います。中には生年月日と誕生日というのが大体同じなのだけれど，「誕生日は○○ですけれども，生年月日って何ですか」と言った人もいました。こんなふうに，患者さんの暮らしている世界について，大雑把に全体の印象をつかむということはよくやります。

鼎談のおわりに―田邉先生のこと

―― 最後に，今回の鼎談のきっかけになった田邉先生のことを伺いたいと思います。

山鳥 残念としか言いようがないですけれども，ちょっと時間がたって思うと，何かすごい嵐が吹き荒れていて，ふっと消えてしまったというような，すごいインパクトのある人だったと思います。私より一回りぐらい若いですけれども，彼自身は仲間的なつき合いをしていくタイプで，それがまったく不自然ではないですね。年齢差を感じさせない，怖さを知らない，率直ですごくやんちゃでかわいいところがあった。人格的にも非常に魅力的な人だったし，仕事もすごい馬力でいろいろやって，特に90年代に入ってから痴呆ということに関して本格的に取り組んで，日本の医学界は，痴呆の問題を神経心理の全域で重要なテーマであることを認識させたのは彼の功績がすごくあると思います。一番彼のいいところとそれから欠点，裏表だけれども，一番いいところというのはずばりと自分の思想をまったく怖がらずに平気でどこででも言い切る。この強さが相当インパクトが大きかったと思うし，結構それは本当のことが多いので，そういう個性の強さと学問的な力とが相まって，田邉敬貴というのは神経心理学ではある種のすごい嵐のような現象で，残念としか言いようがないですね。

―― 学会で恩師の大橋博司先生に関係した講演で，司会をやられたときに，亡くなられた大橋先生の話をすると涙がぽろぽろっと出てきたことがありました。「もう泣きません」と言って，またすぐ翌日「大橋先生は…」と言ったら，また涙が出てくる[8]。

山鳥 そうですね。ああいうナイーブで本当に感情が率直に出てくるタイプの，本当に愛すべき人物でした。

―― もう1つは山鳥先生のことを呼ぶ場合に，山鳥先生は年上であるにもかかわらず，「あっちゃん」（笑）。河村先生は「河村ちゃん」。そういう

ふうに名前の，ネーミングがうまいのです。そういうところは面白かったですね。河村先生も神経心理学コレクションをつくってきた一番の友であって，大変ショックだったと思いますが。

河村 親友です。それで年は私のほうが2歳上だけれども，よく教えてもらいました。今たまたまここにあるこれが最後に手渡してもらった論文[9]です。

　最初の出会いは，『CT研究』に彼が書いた機能解剖学的部位同定の論文[10]の学会場で別刷を送ってくださいと言って話しかけたのが最初です。最初も最後も教えてもらったという感じです。とにかくすぐれた直感，臨床的センス，観察能力で，言い当てる人だった。認知症に関して言えば，「我が道を行く」行動，"going my way behavior" というのは国際的な症候概念として定着したでしょう。それと，彼は人気はすごくあった。だからコレクションの中でも一番努力していない割には売れるという(笑)，そういう特徴があった。好きだった人はたくさんいるのではないでしょうか。私も大好きだった。それはなぜかというと，いい意味での上昇志向があって，高知人，土佐っぽで，もしかしたら縄文人じゃないですか(笑)。岩田先生は坂本竜馬みたいな人だと言っていたけれども，私もそれは賛成です。国際的に活躍して，ピック病の研究で受賞したでしょう。すばらしい仲間でこれからも期待されていたのですけれども，まあちょっと早く亡くなった。

── 三村先生，今回の鼎談ももともとは田邉先生との対談の予定でしたが，その田邉先生の思い出をぜひお願いしたいと思います。

三村 私は山鳥先生や河村先生に比べると，田邉先生とのつき合いというのは浅いと思います。だけど，いろいろな場面で，多くは学会の場面ですけれども，とてもかわいがっていただいて，何かといろいろなことを教えていただきました。教えていただくといっても，大体は田邉先生が一方的に「これはこうなんや」という話で(笑)，おっしゃってくることが多かったですけれども，それはとても鮮烈でした。私は田邉先生のことを思い出すとき，いつも頭に浮かぶ情景があります。1993年に私がまだアメリカ

に留学していたときに，国際神経心理学会がポルトガルのマデイラ島という大西洋の孤島であった。私が国際学会に参加したのはそのときが初めてでした。そのときに主に慶應のグループと，それから当時は阪大の田邉先生のグループが日本からは参加していて，我々が学会場とは離れた遠くがよく見える丘の上をそれぞれ歩いていたら，向こうから田邉先生のチームが歩いて来た。その情景というのが非常に印象に残っています。とても天気がよくて，眺めのいい丘の上で，おれがこのチームを引っ張っているという感じで(笑)，田邉先生を先頭にして歩いてきた。

山鳥 何かわかるような気がする。

三村 その情景が私にはとても象徴的です。実際，すごく親分肌だったし，後輩の面倒見もすごくよかったし，酒を飲んでみんなにいろいろな話をして，それはそういう意味で自分のチームだけではなくて，私たちみたいな東京にいる人間たちも含めてすごく面倒見がよかった。ある面で非常に厳しいというか，学会でのディスカッションというのはすごく辛辣でした。それはとてもいいことだと思うし，ああいう感じの厳しさと包容力をあわせ持つ人というのは本当に次世代にはなかなか少なくなってきたのではないかと思うし，本当に残念です。だから，私はさっきの丘の上で笑っている田邉先生がそのまま天に昇っていくようなイメージがいつも残っています。

　今回の機会もそもそも田邉先生の企画で，先生との対談が実現できなかったのはとても残念だけれども，それをこういう鼎談の形で山鳥先生，河村先生と実現できたということはとてもうれしいと思います。田邉先生は，この座談会とも関連するのだけれども，はじめは血管障害の巣症状をどれだけきちんと患者さんとつき合ってみるかということからスタートして，変性疾患のシステム障害の中でどういうふうに問題が起きるか。それは山鳥先生がちょっとおっしゃったように，神経心理学を認知症という領域でこういう形で展開するということが，少なくとも日本では，恐らく日本だけではなくて世界的にもこういう形で展開したのは，田邉先生の功績がものすごく大きいと思います。だから，今でこそ普通に言っているよう

なことがやはり田邉先生のいろんなインサイトから生まれてきた部分というのがあったと思います。そういう問題は今後恐らくもっと重要になっていって，それを後続の我々が少しでも発展させていくというのは使命だと思うし，そういうことができたらいいなと思っています。

■参考文献
1) 小澤 勲：痴呆を生きるということ．岩波書店，2003．
2) Yasuda K, Kuwahara N, Morimoto K：Remote reminiscence talking and scheduling prompter for individuals with dementia using video phone. In：Stephanidis C (ed)：Universal Access in HCI, Part I, HCII2009, Berlin, Springer, pp 429-438, 2009.
3) 繁信和恵，池田 学：前頭側頭葉変性症のケア．老年精神医学雑誌 16：1120-1126，2005．
4) Neal M, Briggs M：Validation therapy for dementia. The Cochrane Database of Systematic Reviews (3), 2003. Art No：CD001394. DOI：10. 1002/14651858.
5) Spector A, Orrell M, Davies S, et al：Reality orientation for dementia. The Cochrane Database of Systematic Reviews (3), 2000. Art No：CD001119. DOI：10. 1002/14651858.
6) Vink AC, Birks JS, Bruinsma MS, et al：Music therapy for people with dementia. The Cochrane Database of Systematic Reviews (4), 2003. Art No：CD003477. DOI：10. 1002/14651858, pub2.
7) Spector A, Orrell M, Davies S, et al：Reminiscence therapy for dementia. The Cochrane Database of Systematic Reviews (3), 2000. Art No：CD001120. DOI：10. 1002/14651858.
8) 田邉敬貴：第 27 回日本神経心理学会総会　会長のひとりごと—坂の上の雲．神経心理学 20：5-12, 2004．
9) 田邉敬貴：Pick 病の位置づけ—前頭側頭型認知症との関連．老年精神医学雑誌 18：585-590, 2007．
10) 田邉敬貴，奥田純一郎，白石純三，他：Orbito-meatal Line 平行の脳 CT 像における機能解剖学的部位同定の試み．CT 研究 4：241-290, 1982．

和文索引

あ

アミロイド　47
アルツハイマー病　5, 45, 68, 82, 89, 91, 94, 99, 112, 121, 126
——の言語障害　61
アントン症候群　107

い

意味記憶　38
意味記憶障害　47
意味性認知症　39, 47, 72, 89, 126

う

ウェルニッケ失語　62, 110
うつ病　95, 112
運動ニューロン病を伴う認知症　8

え

エピソード記憶　38

お

音楽療法　125

か

カプグラ症候群　85
仮性認知症　112
回想法　125
海馬の障害　59
鏡現象　87, 91

確認療法　124
管理機能　25
緩徐進行性失語　62
観念性失行　68
考え不精　40

き

急性片側舞踏運動　108
筋萎縮性側索硬化症　7
　→amyotrophic lateral sclerosis（ALS）も見よ
筋強直性ジストロフィー　55, 97

く

クロイツフェルト・ヤコブ病　71
空想作話　101

け

軽度認知障害　41
　→mild cognitive impairment（MCI）も見よ
健忘　98
健忘症候群　100
顕在記憶　38
原発性進行性失語　41
　→primary progressive aphasia（PPA）も見よ
現実見当識訓練法　124

こ

コルサコフ症候群　101
ことわざの補完　55

語義失語　48
行動障害　39
後部帯状回の病変　60
告知　118

さ

作話　99

し

ジャルゴン　109
肢節運動失行　9
失行性失認　68
嫉妬妄想　79
実行機能　21
自発作話　101
進行性核上性麻痺　16
人物誤認　94

す

睡眠障害　81

せ

前頭側頭型認知症　5
　→frontotemporal dementia（FTD）
　　も見よ
前頭側頭葉変性症　8
　→frontotemporal lober degeneration（FTLD）も見よ
　——の分類　62
前頭葉　25, 28
前脳基底部損傷　101

そ

早発性痴呆　24
相貌失認　71, 85, 96

た

大脳皮質基底核変性症　8, 9

ち

知情意　30
着衣先行　69
中央実行系　26
注意管理機能　26
重複記憶錯誤　92
重複現象　92

つ

痛覚失象徴　107

て

展望記憶　26

と

取り繕い　67
当惑作話　100
統合失調症　89

な

内嗅皮質の障害　45, 59

の

脳卒中後うつ病　112

は

ハンチントン病　96
バリント症候群　70
パーキンソン病　79, 95, 112

パーペッツの回路　58
発語失行　61
発達性サヴァン　64

ひ

ピック病　38,40,47,64,68,89
皮質下性認知症　16
皮質性認知症　16
表情認知の障害　94
病識　106
病態失認　106
貧困作話　101

ふ

フレゴリの錯覚　85
ブローカ失語　110
プレスビオフレニー　100

へ

ヘルペス脳炎　47
扁桃体　29

ま

幻の同居人　97

み

ミラーニューロン　96

三山型　8

も

物盗られ妄想　60,78

や

ヤコブレフの回路　57

ゆ

誘発作話　101

る

ルーチン化療法　124

れ

レビー小体型認知症　17
　→dementia with Lewy bodies
　　（DLB）も見よ

わ

ワーキングメモリ　26
「我が道を行く」行動　39

欧文索引

A

acute hemichorea　108
amnesia　98
amyotrophic lateral sclerosis（ALS）　7,121
anosognosia　107
apractagnosia　68
apraxia of speech　61

B

Bálint syndrome　70

C

Capgras syndrome　85
central executive　26
central process　23
cortical dementia　16
corticobasal degeneration（CBD）　8,9
Creutzfeldt-Jacob disease（CJD）　71

D

dementia with Lewy bodies（DLB）　17,80-84
DSM-Ⅳ　4,112
DSM-Ⅳ-TR によるアルツハイマー型認知症の診断基準　42
DSM-Ⅳ-TR による認知症の分類　42

E

executive function　21

F

faculty　22
Frontotemporal lobar degeneration（FTLD）　8,62,126
frontotemporal dementia（FTD）　5,7,38,72,90,126
────，運動ニューロン病を伴う　15

G

going my way behavior　38

I

ICD-10　41,112

J

jargon　109

M

mild cognitve impairment（MCI）　41,114
mirror neuron　96
myotonic dystrophy　55

P

pain asymbolia　107

post stroke depression　112
posterior cortical atrophy　41, 71
presbyophrenia　100
primary progressive aphasia（PPA）
　41, 63, 90
progressive supranuclear palsy
　（PSP）　16
prosopagnosia　71
pseudodementia　112

R

reality monitoring　104
reality orientation　124
reduplication　92
reduplicative paramnesia　92

S

semantic dementia　39
semantic memory　38
slowly progressive aphasia　62
source monitoring　106
subcortical dementia　16
supervisory attentional function　26
supervisory attentional system
　（SAS）　26

V

validation therapy　124

人名索引

アジュリアギラ（Ajuriaguerra） 91
アディー（Adie） 56
アルバート，マーティン
　（Martin Albert） 12,16
秋山知子 88
井村恒郎 49
池田学 80
石塚典生 57
今村徹 68
岩田誠 58
ウェストファル（Westphal） 11
植村研一 108
エデルマン（Edelman） 37,111
小澤勲 123
カーティス（Kertesz） 90
カワル，ニール（Kawall Neil） 17
ガル（Gall） 22
加藤元一郎 67
加藤雄司 8
鹿島晴雄 2
クラール（Kral） 45
クレペリン（Kraepelin） 24
ゲシュヴィント
　（Geschwind） 11,16,105,108
コルサコフ（Korsakoff） 105
ゴールドバーグ（Goldberg） 22
小阪憲司 8,17,48
小森憲治郎 51,53
酒田英夫 25,28
笹沼澄子 52
シャリス（Shallice） 26
シャルコー（Charcot） 92
タルヴィング（Tulving） 50,52
ダマシオ（Damasio） 108
武田貴裕 58

バージェス（Burgess） 106
バッドリー（Baddeley） 26
濱中淑彦 91,105
ピアジェ（Piaget） 91
ピーターセン（Petersen） 41
平山和美 88
平山惠造 6,10
フォーダー（Fodor） 23
フリス（Frith） 106
ブラウン，ジェイソン
　（Jason Brown） 110
ベリオス（Berrios） 100
ベル，チャールズ 92
ホッジス（Hodges） 53
ホワイト，ロベルタ
　（Roberta White） 12
ボダマー（Bodamer） 92
本多慶夫 8,122
本間生夫 46
ミラー，ブルース
　（Bruce Miller） 64
三山吉夫 8
メズラム（Mesulam） 63
目黒謙一 41
望月寛子 124
森悦朗 59
安田清 124
ラヴェル，モーリス 64
リープマン（Liepmann） 10,69
リザック（Lezak） 27,120
リビングストン（Livingston） 57
ワインスタイン（Weinstein） 108
ワイントロープ（Weintraub） 62
ワリントン（Warrington） 52
渡辺良 8

『神経心理学コレクション』

シリーズ編集
山鳥　重　神戸学院大学教授
彦坂興秀　National Institute of Health (Chief, Section of Neuronal Networks Laboratory of Sensorymotor Research)
河村　満　昭和大学教授
田邉敬貴　元愛媛大学教授

[既刊]〔定価(本体価格＋税5%)〕
- 山鳥　重・河村　満　『神経心理学の挑戦』(¥3,150)
- 田邉敬貴　『痴呆の症候学』(ハイブリッドCD-ROM付)(¥4,515)
- 岩村吉晃　『タッチ』(¥3,675)
- 岡本　保(訳)　『チャールズ　ベル　表情を解剖する』(¥4,200)
- 山鳥　重　『記憶の神経心理学』(¥2,730)
- 川島隆太　『高次機能のブレインイメージング』(ハイブリッドCD-ROM付)(¥5,460)
- 彦坂興秀・山鳥　重・河村　満　『彦坂興秀の課外授業　眼と精神』(¥3,150)
- 相馬芳明・田邉敬貴　『失語の症候学』(ハイブリッドCD-ROM付)(¥4,515)
- 入來篤史　『Homo faber　道具を使うサル』(¥3,150)
- 目黒謙一　『痴呆の臨床』(CDR判定用ワークシート解説)(¥2,940)
- 岡本　保(訳)　『手』(¥3,780)
- 酒田英夫・山鳥　重・河村　満・田邉敬貴　『頭頂葉』(¥3,990)
- 小阪憲司・田邉敬貴　『トーク　認知症―臨床と病理』(¥3,675)
- 池村義明　『ドイツ精神医学の原典を読む』(¥3,990)
- 河村　満・山鳥　重・田邉敬貴　『失行』(DVD付)(¥5,250)
- 松下正明・田邉敬貴　『ピック病―二人のアウグスト』(¥3,675)
- 高橋伸佳　『街を歩く神経心理学』(¥3,150)
- 三村　將・山鳥　重・河村　満　『認知症の「みかた」』(¥3,150)
- 石合純夫　『失われた空間』(¥3,150)